Patrizia F. Ochsner – Hexensalben und Nachtschattengewächse
Medizin und Zaubermittel

Aus der Reihe:
Die Nachtschattengewächse – Eine faszinierende Pflanzenfamilie
Hrsg. von Roger Liggenstorfer und Christian Rätsch

Bereits veröffentlichte Titel:
Wolf-Dieter Storl: Götterpflanze Bilsenkraut (2000)
Christian Rätsch: Schamanenpflanze Tabak Band I (2002)
Christian Rätsch: Schamanenpflanze Tabak Band II (2003)
Markus Berger: Stechapfel und Engelstrompete (2003)

Weitere geplante Titel:
Claudia Müller-Ebeling, Christian Rätsch: Zauberpflanze Alraune
Erwin Bauereiß: Die Tollkirsche – Königin der dunklen Wälder
Nachtschattengewächse als Schnupfpulver
Nachtschattengewächse in Nahrung und Medizin
u.a.m.

Patrizia F. Ochsner

Hexensalben und Nachtschattengewächse – Medizin und Zaubermittel

Impressum

Verlegt durch
NACHTSCHATTEN VERLAG AG
Kronengasse 11
CH-4500 Solothurn
www.nachtschatten.ch
info@nachtschatten.ch

3. Auflage 2026

Layout: Janine Warmbier

Umschlaggestaltung: Janine Warmbier

Lektorat: Irene Wegmann, Conny Schönfeld

Herstellung: Printed in Germany
ISBN 978-3-907080-86-3

Auslieferung EU:
Agorando Technologies GmbH
An der Südspitze 1–12
D-04571 Rötha
info@agorando.com

Warnung und Hinweis
Nachtschattengewächse und viele andere Pflanzen können bei unsachgemässem Gebrauch negative Erscheinungen zeigen. Ältere Rezepte enthalten Gewichts- und Dosierungsangaben, die je nach Region stark variieren. Alle in diesem Buch publizierten Rezepte dienen allein der Illustration und sollen in keiner Art und Weise zu Selbstversuchen animieren, da diese tödlich enden könnten.

Widmung
Für Roger, Christian und Charly

Danksagung
Dieses Buch wäre nie entstanden ohne den Wunsch von Christian Rätsch nach der ***endgültigen, alles übertreffenden AAAphrodisischen Hexensalbe*** und der Geduld meines Verlegers Roger Liggenstorfer. Ordnung ins Chaos der Buchstaben brachten Irene Wegmann und Conny Schönfeld, liebsten Dank für das ausgezeichnete Lektorat. Meiner Pharmaassistentin Doris Aeberhard danke ich für ihre uneingeschränkte Unterstützung in der Apotheke. Ein ganz besonderer Dank gilt meinen Kindern Rebecca, Sandra und Florian Nast für ihre Unterstützung und Martin Horisberger für die liebevolle Wiederherstellung meiner Kraft, wenn alles drunter und drüber ging. Margret Madejsky und Olaf Rippe möchte ich nochmals von ganzem Herzen für die Kopie des 1685 von Johann Ulrich Müllern herausgegebenen »D. Johann Schröders trefflich // versehene // Medicin // Chymische Apotheke / Artzeney-Schatz« danken – ein wahrer Schatz, diese Bände.

Inhalt

Einleitung

Hexen begleiten unseren Alltag, sei es als Serienstars im Fernsehen, als böse Stiefmütter oder liebe Kräuterfrauen in den Märchen, sei es in Redewendungen wie »ich kann doch nicht hexen« oder als medizinische Diagnose wie dem »Hexenschuss«. Hexen können nicht nur zaubern und Unheil bringen, sondern auch fliegen – meist auf Besen; manchmal verwandeln sie sich aber auch in Tiere und fliegen so durch die Lüfte. Ziel dieser Flüge ist entweder eine Zusammenkunft mit Gleichgesinnten auf einem nahen Berg oder um jemandem zu schaden. Die Zusammenkünfte, Hexensabbat genannt, haben den Zweck, dem Teufel zu huldigen und wollüstige Orgien zu feiern. Unzählige Geschichten und Gerichtsprotokolle aus der Zeit der Inquisition berichten vom Tun der Hexen, jedoch weiss niemand Genaues über diese Treffen zu berichten.

Eine Fülle wissenschaftlicher und volkstümlicher Literatur beschäftigt sich mit den verschiedenen Aspekten der Hexen und ihrer Verfolgung. Hunderte sich ähnelnde Geschichten, Rezepturen und Zaubermittel bereichern die moderne Hexenliteratur. Psychologen und Mediziner interessieren sich vor allem für die psychiatrischen und neurologischen Aspekte der Wahnvorstellungen, während sich die Juristen und Historiker mit der Aufzeichnung unterschiedlichster Foltermethoden beschäftigen. Gleichzeitig kämpft die »neue Hexenbewegung« um Anerkennung ihrer Ahninnen als medizinisch bewanderte Kräuterweiber und die Psychonauten befinden sich auf der Suche nach dem endgültigen, alle bisherigen Drogenerfahrungen übertreffenden Rezept zur Herstellung einer Flugsalbe. Sie soll den Hexen des ausgehenden Mittelalters geholfen haben, an den Ort der Versammlung zu fliegen. Diese geheimnisvollen Salben, die Hexen zum Fliegen benutzt haben sollen, bieten ganz besonderen Stoff für fantastische Auslegungen.

Spekulationen über die Ingredienzien reichen von Kinderfett bis hin zu stark psychoaktiv wirksamen Stoffen aus dem Tier- und Pflanzenreich. Trotz grosser Bemühungen namhafter Wissenschafter und Volkskundler konnte die Rezeptur der Hexensalbe bisher nicht gefunden werden.

Die Steckenfahrt

»Der Hausknecht einer geachteten Bürgerfamilie hatte bemerkt, dass seine Meisterin mit ihrer Tochter hie und da am Samstag in der Nacht fortgehe und erst gegen morgen wieder heimkomme. Am folgenden Samstag legte er sich nach dem Nachtessen auf die Ofenbank und fing ordentlich zu schnarchen an. Frau und Tochter wollten ihn wecken, nachdem die übrigen Hausgenossen sich zu Bette begeben hatten. Aber er liess sich weder durch Rufen noch durch Rütteln aus seinem Scheinschlafe aufstören. Die Tochter sagte endlich: ›Wir wollen ihn liegen lassen und uns reisefertig machen. Der schläft ja so fest, wie ein Murmeltier im Winter.‹ Gesagt, getan. Sie nahmen aus einem kleinen Häfeli«, das auf einem Gestelle über der Stubentüre gestanden hatte, eine Salbe, beschmierten damit zwei Besenstiele, setzten sich rittlings darüber und sprachen: ›Oben us und nienen a!‹, worauf sie verschwanden.

›Sind das also derlei Zugvögel!‹ murmelte der Knecht. Er richtete sich auf und nahm das geheimnisvolle *Häfeli* herunter. Er hätte nun auch sehr gerne gesehen, wo die Damen hingezogen wären. Weil er vermutete, die Salbe könnte allenfalls auch ihm ihre Zauberkräfte leihen, holte er einen ausgedienten Besenstiel aus einer Ecke und salbte ihn nach bestem Willen und Können. Den Spruch hatte er sich aber nicht recht gemerkt, und er sagte dann aufs Geratewohl: ›Oben us und überall a!‹ Das wirkte. Er wurde unverweilt in den Kamin hinauf befördert. Dort wurde er aber so erbärmlich hin und wider geschlagen, dass er endlich übel traktiert herabfiel. Gleich setzte er sich wieder aufs Steckenpferd. Nachdem er den richtigen Spruch gefunden, gehorchte es vollkommen dem Willen seines Reiters. In rasender Eile, wie vom Sturmwind getragen, zog's mit ihm über Seen und Flüsse, über Berge und Täler, und schon nach wenigen Augenblicken war das Ziel der Wanderschaft erreicht.

Der Knecht kam, er wusste nicht wie, in einen grossen, prachtvoll dekorierten und erleuchteten Saal, wo eine grosse Gesellschaft versammelt und ein Ball veranstaltet war. Meisterin und Tochter befanden sich auch unter den Anwesenden und waren nicht wenig verblüfft, als sie ihn eintreten sahen. Doch kamen sie nach einigem Besinnen und leisem Beraten ganz freundlich zu ihm und fragten ihn, ob er auch Mitglied der Gesellschaft sei. ›Nein‹, antwortete er, ›ich möchte aber nun als Mitglied eingeschrieben werden.‹ Hierauf wies man ihn in ein Nebenzimmer. Dort sass auf einem schimmernden Throne ein fürstlich gekleideter Herr. Der redete ihn an: ›Ihr seid gekommen, dass wir Euch in unsere Gesellschaft aufnehmen. Sprecht mir nach: Ich stehe auf dem Mist und verlass den Herren Jesus Christ!‹. Ohne langes Zögern sagte hierauf der Knecht: ›J stoh uf ä Mist und weiss, dass du der Tüfel bist!‹ Kaum waren diese Worte über seine Lippen gekommen, so war auch die ganze Herrlichkeit verschwunden, und er befand sich in einer ihm ganz unbekannten Gegend, auf einem weiten, öden Riete. Da er keine Lust hatte, hier zu übernachten, marschierte er rüstig darauf los. Gerade als die Sonne den Tag ins Land brachte, kam er in ein Städtchen. Dessen Einwohner hatten jedoch eine Sprache, von welcher er kein Wort verstand. Da ging er zum Herrn Pfarrer, dem er sich gut verständlich machen konnte. Als der Pfarrer die Geschichte des Knechtes vernommen hatte, erteilte er ihm den Rat, er solle zuwarten bis zum nächsten Samstag. Da er doch seinen erprobten Besenstiel noch habe, solle er den Versuch machen, ob er nicht auf gleiche Weise wieder zurück nach Hause komme. Der Knecht befolgte den Rat und kam auch wohlbehalten in seine Heimat, wo er allererst seiner bisherigen Herrschaft den Dienst kündete.«[1]

---

[1] J. Natsch, aus: STURZENEGGER, 1929: 16

Spuren der Hexensalben

Hexensalben haben, wie kaum ein anderes pharmazeutisches Präparat, Weltruhm erlangt, ohne dass ihre genaue Zusammensetzung je bekannt wurde. Spekulationen über ihre Bestandteile werden allesamt mündlichen und schriftlichen Überlieferungen zu ihrer Wirkung entnommen. Wirkungsbeschreibungen, Arzneimittelbilder und Giftwirkungen leben in Märchen, Geschichten, Sagen und Opern weiter.
So lässt PROKOFJEW in der Oper »Der Flammenengel« den viel zitierten Magier Agrippa von Nettesheim auftreten:

»***Rupprecht:*** Magister doctissime, Ihr seid Magier, und ich bin zu Euch gekommen, mir einen Rat zu holen.
Agrippa: Ich bin kein Magier, ich bin Gelehrter und Philosoph.
Rupprecht: Ihr habt ein Buch herausgegeben über die Zeremonialmagie.
Agrippa: Dazu hatte ich gewichtige Gründe. Es wäre unangebracht, sie Euch zu erklären.
Rupprecht: Als die Dämonen mit mir sprachen, gehorchten sie Euren Formeln.
Agrippa: Ein Spiel der Trugbilder unter dem Einfluss betäubender Räuchermittel.
Rupprecht: Magister doctissime, wie kann ein Sterblicher zu so einem Sabbat vordringen?
Agrippa: Gebt es auf, an Weibermärchen zu glauben.
Rupprecht: Die Sabbate pflegen mittwochs und freitags zu sein. Wer zu einem Sabbat vordringt, kann dort grosse Geheimnisse erfahren.
Agrippa: Ihr begegnet keinem Sabbat, sondern fällt einer Verfinsterung der Gefühle durch eine einschläfernde Salbe anheim.
Rupprecht: Ist Euch die Zusammensetzung dieser Salbe bekannt?
Agrippa: Petersilie, Nachtschatten, Belladonna, Bilsenkraut.«[2]

---

[2] zitiert nach ZAUGG, 2001: 314

Mit Hilfe dieser Salbe soll es den Hexen möglich gewesen sein, sich in Tiere zu verwandeln, sich an entfernte Örtlichkeiten zu begeben, den Körper zu verlassen oder sexuelle Erlebnisse mit dem Teufel oder einem andern Dämon zu teilen. Ob dies in unserer Wirklichkeit oder in einem veränderten Bewusstseinszustand stattfand, ist seit Jahrhunderten Gegenstand wissenschaftlicher Forschung.

Gerichtsprotokolle aus dem 17. bis ins 18. Jahrhundert und der »Hexenhammer« erzählen nicht viel Genaueres. Der »Hexenhammer« berichtet zwar ausführlich über das Wesen der Hexerei des ausgehenden Mittelalters, gibt aber kein einziges Rezept einer Salbe oder eines Trunkes an, den die Hexen für ihre Flüge benutzt haben sollen. Dieses einmalige Werk zweier Inquisitoren ist mit zahlreichen Beispielen angereichert und diente als Grundlage zur Führung eines untadeligen Lebens.

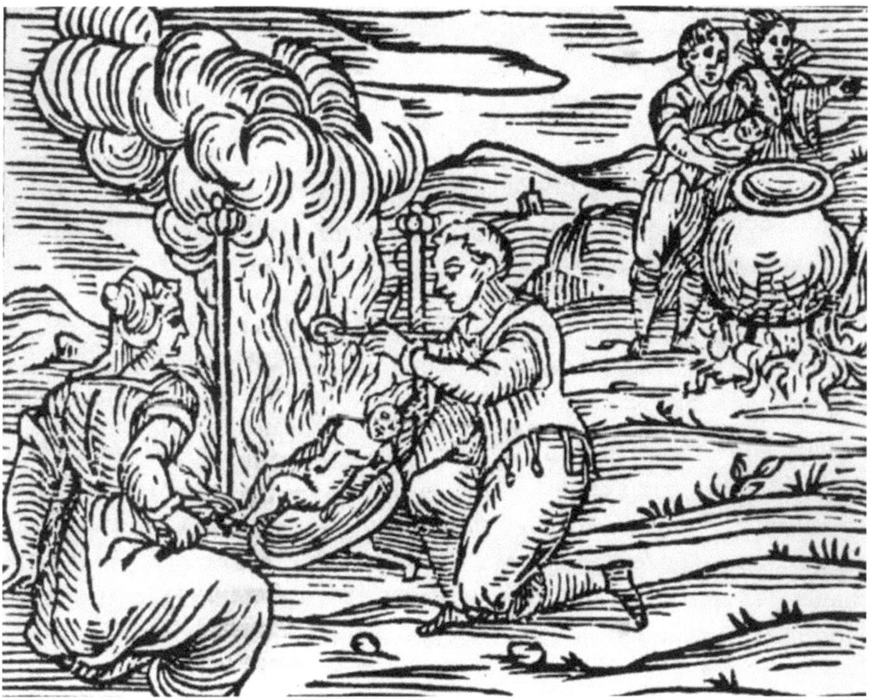

»Aus Kleinkindern wird Salbe hergestellt«
(Compendium maleficarum, Mailand 1626; aus Rueb, 1997: 81)

Der »Hexenhammer« berichtet:
»Die Art des Ausfahrens ist diese: Wie sich nämlich aus dem Vorhergehenden ergeben hat, haben sie sich eine Salbe aus den gekochten Gliedern von Kindern, besonders solcher, die vor der Taufe von ihnen getötet worden sind, zubereitet, um nach der Anleitung des Dämons damit irgend einen Sitz oder ein Stück Holz zu bestreichen, worauf sie sich sofort in die Luft erheben, und zwar am Tage und in der Nacht, sichtbar wie auch unsichtbar, wenn sie es wollen, nach dem, dass der Dämon und zwar durch das Hindernis eines Körpers einen anderen Körper verbergen kann, ... wo sie [die Hexen] denn auf Tieren, die jedoch keine wahren Tiere, sondern Dämonen in deren Gestalt waren, die Hexen trugen; oder sie fahren bisweilen ohne jede äusserliche Beihilfe, nur durch die unsichtbar wirkende Kraft der Dämonen aus.«[3]

Die Hexensalbe von Della Porta (1535 - 1615)
Sie nehmen für das erste Feiste von den Kindern, von welchen, nachdem sie es in einem Kessel gesotten haben, das, so zu letzt sich an den Boden setzt, kalt werden, und gestegen lassen.
So denn thun sie darunder
Eleoselinum,
Aconitum,
frondes populneas,
fulginem.[4]

Im 16. Jahrhundert formulierten Gelehrte wie Cardano und Della Porta die Meinung, Tierverwandlungen, Flüge und Teufelserscheinungen seien eine Wirkung der Unterernährung oder des Gebrauchs halluzinogener Substanzen, wie sie im Absud von Pflanzen oder in Salben enthalten seien. Diese Erklärung hat die Faszination an der Flugsalbe nicht geschmälert. Die Mystik der Flugsalbe ist bis heute erhalten geblieben.

---

[3] Sprenger/Institoris, 1993, Teil II: 49
[4] Kuhlen, 1983: 340

Flugsalben sind keine Erfindung des 16. Jahrhunderts. Ihre vermeintliche Zusammensetzung gleicht Arzneimitteln der Alten Medizin. Keine mystisch hergestellten Salben und Trünke bildeten also die Grundlage des Hexensabbats, sondern der Griff in die Hausapotheke. Die beschriebenen Wirkungen können mit Hilfe von alten Kräuter- und Arzneibüchern, homöopathischen Arzneimittelbildern und pharmakologischen Kenntnissen einzelnen Pflanzen oder Zubereitungen zugeordnet werden. So war es eingeweihten Personen schon immer möglich, anhand genauer Beschreibungen von Wirkungen auf mögliche Inhaltsstoffe von Rezepten zu schliessen.
Rezepturen, deren Zusammensetzung eine stark schmerzstillende und krampflösende Wirkung erzielt, werden seit Jahrtausenden eingesetzt. In Zeiten von Leid und Not führt der Wunsch für Momente davon erlöst zu sein, nicht selten zu erhöhter Dosierung beruhigender und schmerzstillender Arzneimittel. Die so hervorgerufene Erfahrung veränderter Bewusstseinszustände kann durchaus als angenehm empfunden werden und wird daher gerne wiederholt. Wirkungen und Nebenwirkungen psychoaktiver Substanzen aus der Familie der Nachtschatten- und Mohngewächse sind seit langem bekannt – nicht allein in der Medizin, sondern auch dem Volk. Wenn nicht durch eigene Erfahrung, so durch Geschichten und Erzählungen.

500 Jahre Hexenmedizin

Auf den ersten Blick scheint sich die moderne naturwissenschaftlich untermauerte Medizin von der Hexenmedizin des 16. bis 18. Jahrhunderts stark zu unterscheiden. Dank technischer Errungenschaft ist es uns heute möglich, gewisse Risiken und unerwünschte Wirkungen von Heilmitteln früher zu erkennen und bereits vor der Verabreichung besser einzuschätzen. Musste man früher dem Heilkundigen blindlings vertrauen, so gilt heute die Empfehlung: »Bitte lesen Sie die Packungsbeilage«. Informationen zu Inhaltsstoffen, Wirkung und Dosierung sind allgemein zugänglich geworden. Die Gründe, die zu einer Anwendung von Arzneimitteln führen, sind jedoch die gleichen geblieben, ebenso der Umgang mit Heil- und Genussmitteln. Egal ob zu dick oder zu dünn, zu viel Ärger, Ängste, Hemmungen, Schlaf- oder Potenzstörungen, der moderne Arzneischatz enthält wie die alten Arzneibücher eine Fülle an Stoffen, die unsere Gesundheit und unseren Lifestyle zu verbessern helfen.

Neben der wissenschaftlichen Neugier ist der Versuch, Arzneimittelwirkstoffe so zu optimieren, dass unerwünschte Wirkungen reduziert werden, ein weiterer Grund zur Erforschung und Entwicklung neuer Heilmittel. Welche Wirkungen erwünscht und welche unerwünscht sind, hängt vom Ziel der Arzneitherapie und von den rechtlichen Vorgaben ab.

Nicht anders vor 500 Jahren: unerwünschte Wirkungen, Überdosierungen und die Symptomatik von Vergiftungen waren unseren Vorfahren ebenso bekannt wie die Anwendung von Antidoten. So sollen Anissamen vor der unerwünschten Wirkung des Nachtschattens geholfen haben.

Ein bekannter Verfechter genauester Dosierung von Arzneistoffen war Paracelsus. Indem er das Arkanum, das wirksame Prinzip, zu isolieren versuchte, konnte er unerwünschte Wirkungen von den gewünschten trennen und eine Verbesserung der Wirkung erzielen. Trotzdem war er der Anwendung von Rohsubstanzen nicht abgeneigt. Auch Paracelsus setzte, wenn erforderlich, Opium in seiner rohen Form zur Schmerzstillung ein.

Laudanum liquidum Sydenhani (1660)

Opii optimi in taleolas dissecti	unc II	Opium
Croci	unc I	Safran
Cinnamomi		Zimt
Caryiphyllorum	ana dr. I	Gewürznelke
Vini malacensis	lb I	Wein

Ein ander Laudanum opiatum anodynum specificum Parac. genant
R. [Rezept] Des Thebaischen Opii ...
Des sauren Pomerantzen saffts
Des Quitten-Saffts ... (andere thun auch so viel Froschleichwasser darzu)
Zimmet /Negelein /Safran ...
digerirs bey gelinder Sonnen oder Ofen-Wärme einen Monath / dann drücks aus / und thue darzu
Bisam /Amber / ...
Des Magisterii von Corallen /Perlen / ...
Digerirs wiederumb ein Monat / dann thue darzu des fünfften Wesens von Gold ... M. wol.
N. Hartm. lässt die Q.E. [Quinta essentia] des Goldes aus / machet das hinterstellige zur Aschen / und thut das daraus gezogene Salz zur vorigen Mixtur.[5]

Erlaubte und unerlaubte Heilmittel

Die einfachste Methode, sich unliebsamer medizinischer Konkurrenz zu entledigen war früher wie heute der Nachweis des Besitzes illegaler Heilmittel. Der »Hexenhammer« berichtet: »Die fünfzehnte Art, einen Glaubensprozess abzuschliessen und das Urteil zu fällen, ist es, wenn wegen der ketzerischen Verkehrtheit Angezeigte als Behexungen nicht antuend, sondern behebend[6] befunden wird ... Er bedient sich ja entweder erlaubter oder unerlaubter Heilmittel: wenn erlaubter, so ist er nicht als Hexer, sondern als Verehrer Christi zu beurteilen ... Und wenn er gefragt wird, wodurch die erlaubten von den unerlaubten unterschieden werden können, während jene [Hexen, Kräuterkundige] immer behaupten, sie beseitigen derlei durch gewisse Gebete und

---

5 Müllern, 1685: 1149
6 heilend

Anwendungen von Kräutern, so wird geantwortet, es wäre leicht, wenn nur eine sorgfältige Untersuchung stattfände. Denn weil sie es nötig haben, ihre abergläubischen Mittel geheim zu halten, darum, dass sie nicht gefasst werden, oder um die Sinne der Einfältigen umgarnen zu können, desto eher befassen sie sich mit derartigen Worten und Anwendungen von Kräutern ...«[7]

Der »Hexenhammer« teilt die Heilmittel in erlaubte und unerlaubte ein, eine Praxis die heute noch von den Gesundheitsbehörden der westlichen Welt angewendet wird. Mit Hilfe von Spezialbewilligungen werden verbotene Stoffe legalisiert und dürfen verordnet werden. Interessant hierbei ist die Tatsache, dass je nach Indikation ein und derselbe Stoff erlaubt oder verboten sein kann. Hierbei spielt die therapeutische Breite, das heisst seine potentielle Gefährlichkeit nur eine vernachlässigbar kleine Rolle. Viel wichtiger ist die Akzeptanz des fraglichen Stoffes und seiner Anwendung in der Gesellschaft.

In der westlichen Medizin wird heute zwischen so genannt offizinellen und nicht-offzinellen Arzneipflanzen bzw. Drogen unterschieden. Als »offizinell« werden alle im aktuellsten Arzneibuch aufgeführten Arzneipflanzen bezeichnet. Als »nicht-offizinell« gelten Arzneipflanzen, die in der Volksmedizin eine Rolle spielen und im jeweils gültigen Arzneibuch nicht mehr oder noch nicht beschrieben werden. Diesem Umstand ist es zuzuschreiben, dass westliche Länder einen stark voneinander abweichenden Umgang mit Arzneipflanzen pflegen. Obschon heute die Inhaltsstoffe vieler volksmedizinisch angewandter Pflanzen zu einem grossen Teil naturwissenschaftlich untersucht und ihre Wirkungen in arzneilicher Hinsicht durchaus bekannt sind, ist es üblich, dass eine Pflanze je nach Land, dessen gültigem Arzneibuch und gültiger Gesetzgebung als Lebensmittel, Heilmittel oder volkstümliche Droge eingestuft oder dass ihr Genuss gar mit Gefängnis bestraft wird. Für gewisse Präparate wird die ärztliche Verschreibungspflicht gefordert, während für ein Arzneimittel gleichen Inhaltes kein Rezept vorgelegt werden muss. In solchen Fällen hat die Verschreibungs-

---

[7] Sprenger/Institoris, 1993, Teil III: 208

pflicht meist mehr mit dem Anwendungsbereich als mit der Gefährlichkeit der Inhaltstoffe zu tun.[8]

Hexensalben in der Hausapotheke

Mittel gegen Zahnweh
Gegen den Schmerz in hohlen Zähnen hilft es oft, wenn man einen Tropfen Belladonnatinktur auf Baumwolle in den Zahn bringt. Lässt der Schmerz in zehn Minuten nicht nach, so versuche man es mit einem Tropfen Aconittinktur.[9]

Um einen sicheren Beweis gegen das »Böse« zu haben, brauchten die Inquisitoren lediglich eine Sache, die in jeder Haushaltung vorrätig war und die sie, auch ohne allzu grosse Folterqualen anwenden zu müssen, dem Besitzer oder der Besitzerin zuordnen konnten: zum Beispiel eine Salbe. Wundsalben sind auch heutzutage in den meisten Familien-, Reise- und Autoapotheken vorhanden. Genauso gehörten früher so genannte Universalheilmittel und Wundsalben in die Hausapotheke. Also eine ziemlich einfache Beweisführung. Gehen wir davon aus, dass Hexensalben, so genannte Flugsalben tatsächlich existierten, so drängt es sich auf, handelsübliche pharmazeutische Produkte näher zu betrachten und diese Zeugnisse der Zeit ernst zu nehmen. Da die Herstellung von Pillen weit aufwendiger als die Salbenfabrikation ist, gehörten Salben mit krampflösenden, schmerzstillenden und schlaffördernden Eigenschaften zu den allgemein zugänglichen, ärztlich verordneten Arzneimitteln der Zeit.

---

[8] Beispiel: Aspirin® mit 500 mg Wirkstoff ist in Drogerien frei erhältlich, während Aspirin cardio® mit lediglich 100 mg desselben Wirkstoffes zur Herzinfarktprophylaxe nur auf ärztliche Verschreibung erhältlich ist.
[9] 6./7. Buch Moses, 1996: 273

Einfache Hausmittel gehörten genauso wie heute zur Grundausstattung eines Haushalts. Stärker wirksame, in ihrer Zusammensetzung den Flugsalben ähnliche Arzneimittel, wurden von Medizinern verordnet und abgegeben. Die Mythologie der psychoaktiven, in Europa heimischen Mitglieder der Familie der Nachtschattengewächse ist eng mit der Geschichte der Medizin, der Hexensalben, des Hexensabbats, mit Zauberei, Aberglauben und Angst verbunden.

Die Bedrohung des Volkes durch eine mögliche Verurteilung und der Einfluss der Medizin, die mangels Ersatzpräparaten tropanalkaloidhaltige und opiumhaltige schmerzstillende und krampflösende Salben brauchte, könnten dazu geführt haben, dass wirksame Salbenrezepte von Hexen trotz intensiver Forschung bis zum heutigen Tage unbekannt blieben. Rezepte, in medizinischen Büchern der Zeit versteckt, konnten nur Eingeweihte verstehen und dem psychoaktiven Genuss frönen ohne eine Verurteilung zu riskieren. Rein medizinische Indikationen lieferten den Boden der Legalität. – Existierte ein stillschweigender Konsens zwischen religiöser und medizinischer Obrigkeit? Jedenfalls liegt die Vermutung nahe, dass angebliche Hexen ihre ominösen Salben, Trünke und Zaubermittel lediglich dem Arzneischatz der Zeit entnommen haben. Es ist erstaunlich, dass die Aussagen der Angeklagten bezüglich Salben, Pulver und Flüge stereotyp und nur dürftig sind. In den Gerichtsprotokollen fehlen genaue Rezepte und Anleitungen zur Herstellung der Flugsalben. – Foltermethoden werden hingegen in den Protokollen peinlich genau vermerkt. Daraus lässt sich schliessen, dass die Inquisitoren nicht an medizinischen Fragen interessiert waren. Ihnen ging es nur ums Seelenheil. – Aus den heute noch bekannten Rezepten für Hexensalben ist aber ersichtlich, dass ihre Ingredienzien wie Tollkirsche, Bilsenkraut, Stechapfel und Opium zu den wichtigen und stark wirksamen Arzneistoffen gehörten.

Nicht alle Ärzte der Zeit glaubten an Hexen. Sie ordneten deren Verhalten eher einem medizinischen Problem wie Wahnsinn oder Epilepsie zu. Da aber eine Teilung der Heil-Kompetenzen bestand – Ärzte kümmerten sich um die körperliche Gesundheit; die Kirche um Geist und Seele – und da die Ärzte nicht mit Ketzerei in Verbindung gebracht werden wollten, schwiegen sie über ihre Skepsis. Ausserdem konnte mit Hilfe des »Hexenhammers« die Berufsgruppe der Ärzte gestärkt werden, indem die nicht universitär gebildeten Heilkundigen als unwissend und gefährlich abgestempelt wurden. Unvermögen oder Versagen der Ärzte bei Pestepidemien, Totgeburten etc. wurde dem Einfluss von Zaubermächten, dem Teufel oder den Hexen zur Last gelegt. Hatte eine Kräuterkundige die Hand im Spiel, so war es ein Leichtes, sie durch Anklage ausser Gefecht zu setzen.

Grundsätzlich ist festzuhalten, dass vieles unseres heutigen Wissenstandes über die Hexen aus Quellen der Inquisitoren und der Hexenprozesse stammt. Diese Quellen sind nicht frei von Ideologie, wodurch unser Bild der Hexen beeinflusst wird. Es gilt immer wieder, Aussagen über Hexen auf ihren realen Gehalt zu überprüfen.

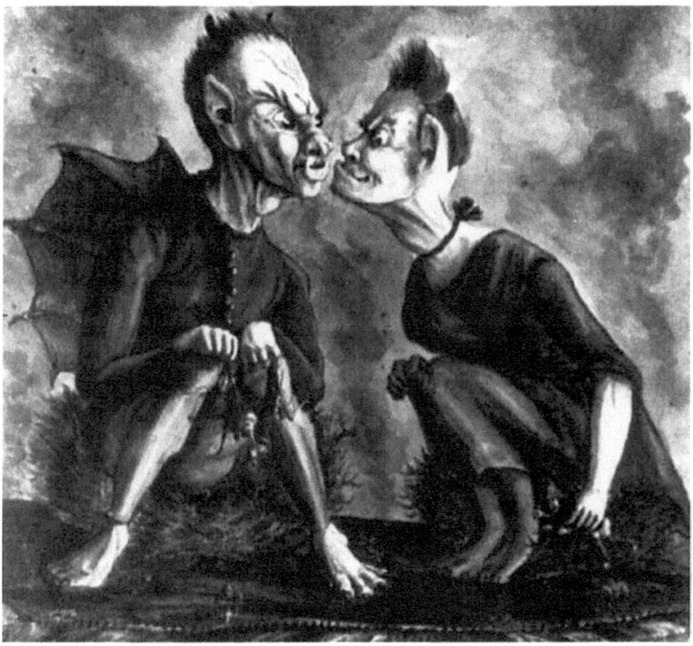

»Der Teufel und seine Tante«
(Skizzenblatt von Paul Usterie 1768 – 1795)

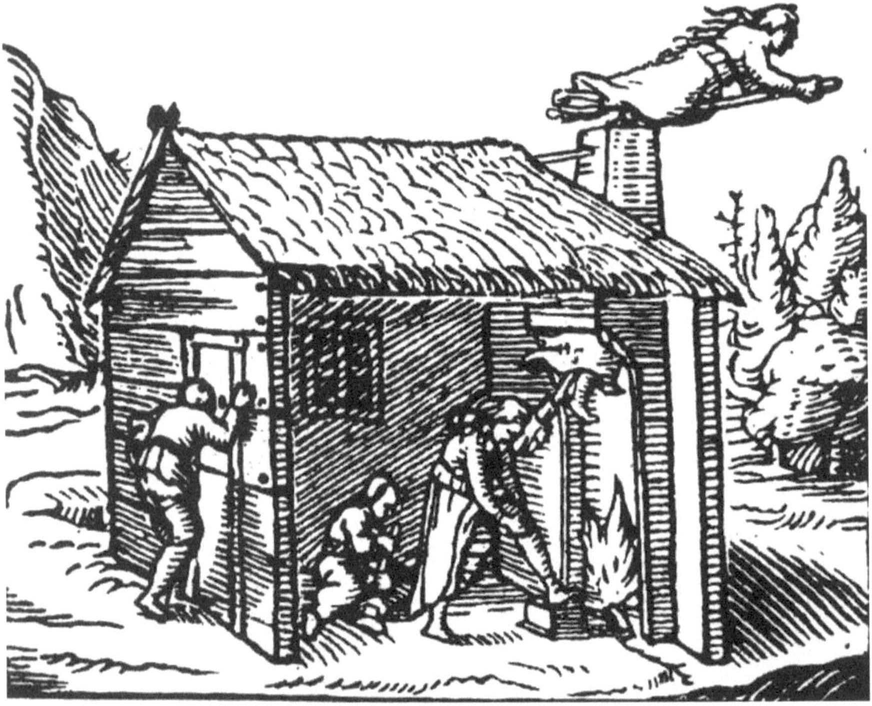

»Hexenflug«, Holzschnitt aus dem 16. Jahrhundert.

Märchen und Geschichten

Immer gleiche oder ähnliche Geschichten berichten vom Hexenwesen unter Einbezug regionaler Besonderheiten. Nicht anders als heute waren Erzählungen, die die Zuhörerschaft in Spannung zu versetzen vermochten, beliebt. Inhalt und Happyend gruseliger Schauergeschichten und tragischer Liebesgeschichten wurden jeweils der Umgebung angepasst. Wissen um die Ursprünge menschlichen Daseins wurden ebenso weitergegeben wie Warnungen zur Einhaltung sittlicher und sozialer Grenzen. Mystische Erklärungen von Naturphänomenen, Seuchen und Epidemien beruhigten die Ängste der Menschen und lieferten Lösungsvorschläge.
Eine Sage aus dem Berner Oberland bedient sich des gleichen Motivs und Zauberspruchs wie die in der Einleitung zitierte »Steckenfahrt«. Während der Knecht sich auf seiner Steckenfahrt durch Neugierde in Verlegenheit bringt, benutzt der Mann in der folgenden Geschichte den Umstand der Hexerei so zu sagen zur eleganten Entsorgung seiner Angetrauten:

»Ein Mann im Oberland, ich weiss nicht, in welchem Dorfe, vermutete einmal, dass seine Frau eine Hexe sei. Um sie auszuforschen, sprach er fortwährend davon, dass es doch gut sei, hexen zu können, und dass er deshalb sich der Hexerei ergeben wolle, wenn er nur jemand finde, der ihn ordentlich darin unterrichte. Endlich liess sich durch diese List die Frau fangen und erklärte, dass sie ihn gern unterweisen wolle. Der Mann ging auf dies Anerbieten ein, und die Frau führte ihn nun auf den Mist hinter dem Hause und sagte ihm, dass er jetzt genau nachsprechen solle, was sie ihm vorsagen werde. Als dies der Mann versprochen, begann sie: »Hier stehn wir auf dem Mist.« Der Mann sprach sogleich dasselbe vernehmlich nach, und die Frau fuhr fort: »Und verleugnen unsern Herrn Jesus Christ.« Da rief aber der Mann: »Und schlage nieder, was hinter und vor mir ist.« Und mit diesen Worten traf er die Hexe mit der Mistgabel so heftig auf den Kopf, dass sie tot niederfiel.«[10]

Eine wesentlich einfachere Methode, sich der Hexe zu entledigen, wäre die Folgende gewesen: »Wenn eine Hexe nachts ausfährt, bleibt ihr Leib zurück. Wenn man ihn auf das Gesicht kehrt, kann der Geist bei der Rückkehr nicht mehr hinein. So kann sich ein Ehemann von seiner Frau, die eine Hexe ist, befreien.«[11]

Der Hexenglaube

Keine Kultur beginnt ganz von neuem. Jede Gegenwart besteht aus Traditionen, die aufgenommen und verarbeitet werden und aus Relikten, wie Denkmälern, Festen, Sagen und Geschichten. So kann die Entwicklung der Idee des Teufels- und Hexenglaubens und die Ausbildung des gesamten Lehrgebäudes der Dämonologie über viele Jahrhunderte hinweg verfolgt werden. Die Vermischung arabischer, orientalischer, griechischer, römischer, keltischer und germanischer Mythologie und Tradition kann sowohl im Aberglauben, der Sagen- und Geschichtenwelt, als auch in der Heilkunde beobachtet werden.
Der Hexenglaube entwickelte sich langsam aus der Synthese verschiedenster Vorstellungen. Die Art, wie die Hexen von Ort zu Ort fahren oder fliegen, schrieb die Kirche des ausgehenden Mittelalters dem römischen Dianenkult[12] zu. Im »Hexenhammer« heisst es: »Es ist nicht zuzulassen, dass verbrecherische Weiber, die sich dem Satan ganz und gar ergeben, durch Täuschung der Dämonen und ihre Wahnvor-

---

10 Keckeis, 1995: 284
11 Sturzenegger, 1929: 16
12 Diana: römische Göttin der Jagd, die dafür sorgte, dass bestimmte Tötungs- und Opferriten eingehalten wurden. Diana wurde auch als Fruchtbarkeitsgöttin verehrt.

stellungen irregeleitet glauben und erklären, dass sie zu nächtlicher Stunde mit der Diana, einer Heidengöttin, oder mit der Herodias und unzählig vielen Weibern auf gewissen Tieren ritten und weite Länderstrecken im Schweigen der tiefen Nacht durchmessen, ihr auch wie ihrer Herrin in allem gehorchen.«[13]

Darstellungen der Göttin Diana auf Gemälden gleichen den orgiastischen Szenen des Hexensabbats. Jagd- und Blocksbergszenen sind in ihren bildlichen Elementen nur wenig voneinander verschieden.

Auch heute noch steht der Teufel in seiner Leutseligkeit, der gelegentlich auch zu Spässen aufgelegt und zum Heidenspass ermuntert, dem Volk näher als ein unnahbarer, zur Keuschheit und Gehorsam aufrufender Himmelsvater. Die Unübersichtlichkeit und Vielfalt kirchlicher Schriften und Vorgaben führten immer mehr dazu, dass die Arbeit der Priester und Prediger beim Volk nur wenig Erfolg hatten. Zu stark unterschieden sich die religiösen Vorschriften von den Sorgen und Nöten des Alltags.

Der »Hexenhammer«

Seit dem 13. Jahrhundert erschienen an die fünfzig päpstliche Erlasse und zahlreiche andere literarische Schriften die sich gegen das Zauber- und Hexenwesen wendeten.

Um der Ketzerei, dem Aberglauben und der Hexerei ein Ende zu setzen und die kirchlichen Vorschriften besser durchsetzen zu können, entschlossen sich die Inquisitoren Jakob Sprenger und Heinrich Institoris, päpstliche Erlasse und kirchliche Schriften zu diesen Themen zusammenzustellen, mit den entsprechenden Erklärungen zu versehen und so ein offizielles Handbuch zur gut katholischen Durchführung unendlicher Scheusslichkeiten herauszugeben. Um ihrem Werk das nötige Ansehen zu verleihen und die letzten Zweifel an seiner Richtigkeit auszuräumen, holten die Autoren des »Hexenhammers« Gutachten von

---

13 Sprenger/Institoris, 1993, Teil II: 43

Gelehrten ein. Professoren des heiligen Wortes der Universität Köln wurden beauftragt, den »Hexenhammer« auf »Tadelnswertes und von der katholischen Wahrheit Abweichendes«[14] zu prüfen. Die Gelehrten konnten übereinstimmend dem Werk in allen Punkten Glaubwürdigkeit bezeugen. Dies scheint von grosser Notwendigkeit gewesen zu sein, da es auch in jenen schwarzen Zeiten noch hier und da Menschen gab, die nicht an die Lehren der Inquisition glaubten.

»Und weil einige Seelsorger und Prediger des Wortes Gottes öffentlich in ihren Predigten an das Volk zu behaupten und zu versichern sich nicht scheuten, es gäbe keine Hexen, oder könnten durch keinerlei Betätigung etwas zum Schaden der Kreaturen ausrichten, infolge welcher unvorsichtigen Predigten bisweilen dem weltlichen Arme zur Bestrafung derartiger Hexen die Befugnis abgeschnitten wurde, und zwar zur grössten Vermehrung der Hexen und Stärkung dieser Ketzerei, deshalb haben die vorerwähnten Inquisitoren[15], in dem Wunsche, mit ihren ganzen Kräften allen Gefahren und Anfällen zu begegnen, eine ebenso gelehrte, wie fleissige Abhandlung zusammengestellt, in welcher sie nicht nur bestrebt gewesen sind, zur Erhaltung des katholischen Glaubens die Unwissenheit solcher Prediger zurückzuweisen, sondern auch zur Vertilgung der Hexen die gebührenden Arten, sie abzuurteilen und zu bestrafen, nach dem Wortlaut der genannten Bullen und der heiligen Canones, ausgearbeitet haben.«[16]

Der »Hexenhammer« wurde zur Bibel der kirchlich und staatlich beglaubigten und sanktionierten Auswüchse menschlicher Grausamkeiten. Wobei die Autoren nachdrücklich betonen, dass der Inhalt des Buches nur für einen engen, nicht für einen allgemeinen Leserkreis passend sei. Mit Hilfe des »Hexenhammers« war es nun möglich, Fragen, deren Beantwortung kontrovers gehandhabt wurde, endgültig zu beantworten. So wurde zum Beispiel die vor Erscheinen des »Hexenhammers«

---

14 Aus dem Gutachten der Universität Köln, 1487, in: Sprenger/Institoris, 1993
15 gemeint sind die Autoren des »Hexenhammers« Jakob Sprenger u. Heinrich Institoris
16 Aus dem Gutachten der Universität Köln, 1487, in: Sprenger/Institoris, 1993

vielfach diskutierte Frage, ob die »Hexen wirklich und wahrhaftig ausführen«, nun gültig bejaht und der Ketzerei abschwörende Hexen durften ab sofort »ihrer besonderen Boshaftigkeit willen unter allen Umständen dem Scheiterhaufen«[17] übergeben werden.

Im Vordergrund der Bemühungen der beiden Inquisitoren Jakob Sprenger und Heinrich Institoris standen die sozialen und kommunikativen Beziehungen der betroffenen Gemeinschaften und die Wechselwirkung zwischen Obrigkeiten und den einfachen Leute. Lustvoll und zum Teil sehr detailliert werden im »Hexenhammer« Sexualphantasien und Gräueltaten wiedergegeben. Diese sind teilweise bis heute in leicht abgewandelter Form als Märchen und Sagen überliefert. Ein wesentliches Element, um solchen Geschichten die nötige Glaubwürdigkeit und Abschreckung zu verleihen, war die Anpassung an die Zuhörer. Gerade der Hexenwahn wurde durch die Verbreitung von Gräueltaten und Moralpredigten zu einem sozialen Phänomen mit einem Ausmass, dass wohl kaum allein durch eine einzige Obrigkeit zu inszenieren möglich gewesen wäre. Wäre der »Hexenhammer« eine simple Zusammenfassung von Gesetzestexten ohne die unzähligen Geschichten, wäre ihm wohl kaum eine solche Verbreitung beschieden gewesen. Der »Hexenhammer« bietet eine Unzahl einfacher Geschichten, die die Fantasie der Theologen und Juristen ebenso anzuregen vermochten wie die der einfachen Geschichtenerzähler. Dies festigte den Aberglauben, den Teufelswahn und führte zu einem Verfolgungswahn und zu Massendenunziationen. Die Angst vor dem Teufel und der Hexe förderte schliesslich ohne allzu grosses Zutun von Kirche und Staat die Denunziationen angeblicher Hexen und Hexer. Genaue Angaben zu Aussehen und Gestalt wie tief liegende, eingefallene Augen, kleiner Schnurrbart, aufwärts gebogenes Kinn, Warze auf der Nase und zerzaustes Haar waren in verschiedenen Büchern zu finden, ebenso gab eine grosse, hagere alte Frau durch ihren Osteoporose geplagten Buckel Anlass auf Verdacht.

---

[17] Sprenger/Institoris, 1993, Teil II: 96

Aggression und Sexualphantasien waren im Hexenwahn so zentral und dominant, dass sich die Verfolgung bald auf Frauen spezialisierte. Es ist einmalig in der Geschichte, dass hierbei bestimmte Berufsgruppen wie Hebammen und kräuterkundige Frauen bevorzugt angeklagt wurden.

Hexe, Dämon und Teufelspakt

Zur Zeit des Hexenwahns waren zwei Arten üblich, eine Hexe zu werden: durch ein Zeremoniell oder durch einen Pakt mit dem Teufel. Richtige und wahrhaftige Hexen schworen erst dem christlichen Glauben ab und schenkten dann in einem genau festgelegten Zeremoniell Leib und Seele dem Teufel. Nur so wurde es dem Satan und seinen Dämonen möglich, sich der Anhänger zu bedienen. Um den Pakt zu besiegeln, wurde dem Anwärter ein Trank gereicht. Vorher jedoch musste der »zukünftige Schüler am Sonntage, bevor das Weihwasser geweiht wird, mit den Meistern in die Kirche gehen und dort vor ihnen Christum, den Glauben, die Taufe, und die allgemeine Kirche verleugnen.«[18] Nach dieser Zeremonie wurde der Teufelstrank verabreicht.
Was genau geschieht, wenn dieser Teufelstrank aus einer Flasche mit ausgelassenem Kinderfett getrunken wird, schildert der Bericht des »Hexenhammers«: »... Endlich trinkt er [der Novize] aus der oben erwähnten Bauchflasche, worauf er sofort im Innern fühlt, wie er die Bilder unserer Kunst betreffs der Hauptriten dieser Sekte erfasst und bewahrt.«[19]
Um einen echten Teufelspakt einzugehen, bedurfte es der Verschwiegenheit. Ein Hauptkriterium dafür, dass auch das Herz dem Teufel anvertraut wurde und somit der Beweis zur Verurteilung einer echten Hexe vorlag, war die Verschwiegenheit der Angeklagten. Dass nicht alle Hexen freiwillig einen Pakt mit dem Teufel eingingen, dessen waren

---

[18] Sprenger/Institoris, 1993, Teil II: 32
[19] Sprenger/Institoris, 1993, Teil II: 32

sich die Inquisitoren durchaus bewusst und massen diesem Umstand auch Beachtung zu, besonders da sie wussten, dass der Teufel sehr wohl Ungehorsam bestrafte und seine Anhänger daher nicht so leicht zum Sprechen gebracht werden konnten.

»Die Erfahrung hat uns oft belehrt und aus den Geständnissen all derer, die wir haben einäschern lassen, ist es klar geworden, dass sie selbst zur Begehung von Hexentaten nicht willig gewesen waren; und dass sagten sie nicht in der Hoffnung, loszukommen, da sich die Wahrheit aus den Schlägen und Prügeln abnehmen liess, die sie von den Dämonen bekamen, wenn sie ihnen nicht auf den Wink gehorsam waren; hatten sie doch sehr oft geschwollene, bläulich angelaufene Gesichter.«[20]

Neben dieser feierlich durchgeführten Aufnahme gab es weitere eher private Arten einen Pakt mit dem Teufels zu schliessen: »Bisweilen nämlich tritt der Dämon zu solchen Männern oder Weibern, die in eine körperliche oder zeitliche Bedrängnis geraten sind; manchmal tut er das sichtbar, manchmal redet er durch Mittelspersonen: und wenn sie nach seinem Rate handeln wollten, verspricht er, würde alles nach Wunsch und Lust gehen.«[21]

Um sich der Verschwiegenheit und der vollständigen Übergabe von Leib und Seele seiner Angehörigen sicher zu sein, wartete der Teufel manchmal einige Jahre, beobachtete und prüfte in dieser Zeit die Taten und Worte seiner Anhänger. Ein Hauptmotiv des Teufels schien die Unterwanderung der göttlichen Autorität zu sein. Um dieses Ziel zu erreichen, mussten seine Mitglieder den christlichen Glauben gänzlich ableugnen. Dem Teufel war es zwar problemlos möglich, vom Leib eines Auserwählten Besitz zu ergreifen, niemals aber in dessen Herzen einzudringen, »da dieses Gott allein zusteht«[22]. So blieb ihm nichts anderes übrig als seine Auserwählten genau zu beobachten, um ihre Seriosität festzustellen: »Da nämlich unter denen, die den Glauben ableugnen,

---

20 Sprenger/Institoris, 1993, Teil II: 36
21 Sprenger/Institoris, 1993, Teil II: 33
22 Sprenger/Institoris, 1993, Teil II: 35

eine Verschiedenheit anzunehmen ist, indem die einen mit dem Munde, die anderen mit Mund und Herz ableugnen, so gibt der Teufel, um zu erproben, ob sie [die Hexen] sich ihm mit dem Herzen ebenso wie mit dem Munde gelobten, eine bestimmte Reihe von Jahren, damit er in dieser Zeit nach Worten und Taten prüfe … Wenn er nämlich in diesem Zeitraume erkennt, dass sie zur Ausführung irgend einer Tat nicht recht willfährig ist und ihm nur mit dem Munde, aber nicht mit dem Herzen anhängt, und vermutet, dass die göttliche Barmherzigkeit ihr durch die Wache eines guten Engels förderlich sein werde, die der Dämon aus vielerlei erkennen kann, dann versucht er, sie fallen zu lassen und mit zeitlichem Kummer heimzusuchen, um entweder so oder so aus ihrer Verzweiflung Gewinn ziehen zu können.«[23]

Echte Hexen konnten von Besessenen und Wahnsinnigen nur anhand ihrer Verschwiegenheit unterschieden werden: »Verschwiegenheit oder Geständnis der Taten. Das erste geschieht bei denen, die wie er [der Teufel] weiss mit Herz und Mund den Glauben abgeleugnet und ebenso die Huldigung geleistet haben; deren Beharrlichkeit ist er sicher, während er umgekehrt andere im Stich lassen wird, ohne sie zu schützen, darum dass er weiss, dass solche ihm nur sehr wenig nutzen.«[24]
Feste und Feiern, die das Volk zu Ehren seiner Gottheiten durchführte, wurden mit Fortschreiten der Christianisierung immer stärker unterbunden. Es durfte nur noch einem einzigen Gott gehuldigt werden. Dieser war gütig und somit zur Erklärung von Schicksalsschlägen unbrauchbar. Alles Unerklärliche wurde mit der Behauptung, bestimmte Menschen bildeten mit dem Teufel einen Pakt und dieser stifte sie an, andere zu vergiften und zu verfluchen, erklärt.

Als Beweis dafür dienten Protokolle der Hexenprozesse und Geständnisse von Angeklagten, im Speziellen von Hexen, die sich nicht von ganzem Herzen mit Leib und Seele dem Teufel hingegeben hatten und

---

[23] Sprenger/Institoris, 1993, Teil II: 35
[24] Sprenger/Institoris, 1993, Teil II: 36

aussagewillig waren. Ihre Aussagen galten auf Grund ihrer Angst vor der Strafe des Teufels als besonders glaubwürdig. Als weiterer Beweis dafür unwillentlich in die Hände des Teufels gefallen zu sein, galt »dass sie [die Hexen] nach der Ablegung des durch die Folter erpressten Geständnisses der Verbrechen immer ihr Leben durch einen Strick endigen wollen, das wird als wahr hingestellt durch unsere Praxis. Denn immer werden nach erfolgtem Geständnis der Verbrechen von Stunde zu Stunde Wächter abgeschickt, die darüber wachen. Man fand die Hexen bisweilen infolge der Lässigkeit der Wachen an einem Riemen oder am Kleide aufgehängt. Dies bewirkte der Feind, damit sie nicht durch Zerknirschung oder sakramentalische Beichte Verzeihung erlangen möchten, und die er nicht hatte verlocken können, mit dem Herzen (sich ihm zu weihen), so dass sie leicht bei Gott hätten Verzeihung finden können, so sucht er sie endlich durch Verwirrung des Geistes und schrecklichen Tod in die Verzweiflung zu stürzen.«[25]

Immerhin wurde bei Selbstmördern soviel Frömmigkeit angenommen, »dass sie mit Gottes Gnade durch wahre Zerknirschung und aufrichtige Beichte auch Verzeihung erlangt hätten, wo sie nicht freiwillig jenen Unflätereien angehangen.«[26] Das Element des freien Willens war den Inquisitoren sehr wichtig und wurde immer wieder betont, obschon auch von der Erpressung von Geständnissen unter der Folter berichtet wurde. Um dem Schicksal, an einem schäbigen Kleid erhängt aufgefunden zu werden, zu entgehen, gab es Hexen, die wegen ihrer Verschwiegenheit berühmt waren und andere darin unterwiesen, »wie sie sich solche Verschwiegenheit dadurch verschaffen mussten, dass sie einen Knaben, und zwar einen erstgeborenen, im Ofen kochten.«[27]
Die Ähnlichkeit der Aussagen in Gerichtsprotokollen lässt Raum für Spekulationen. Entweder hatte der Grossteil aller Menschen die am Galgen oder auf dem Scheiterhaufen ihr Leben beenden mussten, mit Hexerei, Magie, Medizin und Kräuterwissen nichts zu tun oder die

---

[25] Sprenger/Institoris, 1993, Teil II: 37
[26] Sprenger/Institoris, 1993, Teil II: 37
[27] Sprenger/Institoris, 1993, Teil II: 37

Gerichtsschreiber folgten dem Rat der Kölner Gutachter des »Hexenhammers«, der folgendermassen lautet: »Die Geheimnisse jedoch, die die Inquisitoren bisweilen hören, sind nicht allen zu enthüllen.«[28]
Foltermethoden und Strafen zur Erreichung eines Geständnisses wurden in den Gerichtsprotokollen ausführlich und detailgetreu beschrieben. Genüsslich wurden die verschiedenen Grade der Folterung beschrieben. Es scheint zur Berufsehre eines jeden Inquisitors gehört zu haben, die grausamsten Foltermethoden und Instrumente erdacht und zur Ausführung gebracht zu haben. Ebenso akribisch genau dokumentierte Auskünfte zu den Taten so genannter Hexen fehlen fast gänzlich. Die Schilderungen des Tathergangs sind kurz und ohne Angaben von Einzelheiten.

Da wohl die meisten Geständnisse angeklagter Hexen unter der Folter erzwungen wurden, geht die Geisteswissenschaft davon aus, dass diese erlogen sind. Aufgezwungen von den Folterknechten. Logischer ist die Annahme, die Folterknechte hätten zu ihrem eigenen und zum Schutz der staatlichen und medizinischen Obrigkeiten gewisse brisante Details bei der Dokumentation ausgelassen. Schliesslich waren auch die eigenen Mitglieder nicht ganz vor dem Dämon gefeit, wie die folgende Geschichte aus dem »Hexenhammer« zu berichten weiss:

»Es war in einem ländlichen Gute nahe bei Lindau, in der Diözese Konstanz, eine erwachsene Jungfrau von schönem Gesichte und gar feinem Benehmen; bei deren Anblick ward ein Mann von leichten Sitten, ein Geistlicher schier bloss dem Namen nach - o wenn doch kein Priester! – (von Liebe) gefangen. Da er die Wunde seiner Seele nicht weiter verheimlichen konnte, kam er in die Arbeitsstube besagter Jungfrau, und indem er sich in ehrbaren Worten als ein Netz des Dämons darbot, wagte er endlich zuerst nur mit Worten die Jungfrau zur Liebe zu ihm zu verlocken, und zwar ihren Geist. Als sie das durch himmlische Eingebung erfasste, antwortete sie mannhaft, unberührt an Körper und Seele: ›Herr, wollet mit solchen Worten mein Haus nicht aufsuchen; sonst werdet ihr eine Zurückweisung erfahren, dank der Ehrfurcht‹. Ihr

---

[28] Aus dem Gutachten der Universität Köln, 1487, in: Sprenger/Institoris, 1993

entgegnete jener; ›Wenn du es auch eben abschlägst, mich zu lieben, nachdem du mit süssen Worten ermahnt worden bist, wirst du nun in Bälde durch Taten gezwungen, mich zu lieben; das verspreche ich dir‹. – Jener Mann war als Beschwörer und der Hexerei verdächtig. Aber die Jungfrau hielt diese Worte für Wind und fühlte nicht ein Fünkchen fleischlicher Liebe zu dem Manne in sich für jetzt; aber als nicht viel Zeit verflossen war, begann sie, verliebte Vorstellungen von jenem erwähnten Manne zu haben. Als sie das bemerkte, nahm sie, von Gott aus inspiriert, ihre Zuflucht zur Mutter des Erbarmens, und flehte sie inbrünstig um Erlangung von Hilfe von ihrem Sohne an; und indem sie sich eine ehrbare Gesellschaft aussuchte, begann sie eine Wallfahrt nach der Stätte der Einsiedler zu unternehmen: so heisst nämlich eine Kirche in der vorgenannten Diözese, die zu Ehren der wundertätigen Mutter Gottes selbst geweiht ist. Dort beichtete sie sakramentaler Weise, damit der böse Geist nichts in ihr finden könnte; und indem sie an die Mutter der Liebe selbst ihre Bitten richtete, hörten sofort alle Machenschaften des Feindes auf, so dass er sie späterhin niemals mehr berührte.«[29]

Hexe und Hebamme

Unerklärbares Sterben oder unerklärliche Krankheiten von Säuglingen führten dazu, dass Hebammen verdächtigt wurden, mit dem Teufel unter einer Decke zu stecken, da diese von Berufes wegen als Erste mit dem Neugeborenen in Kontakt treten. »Wenn nämlich das Kind geboren ist, trägt es die Hebamme, falls die Wöchnerin nicht selber schon Hexe ist, gleichsam, als wolle sie eine Arbeit zur Erwärmung des Kindes vollbringen, aus der Kammer heraus und opfert es, indem sie es in die Höhe hebt, dem Fürsten der Dämonen, d.h. Luzifer, und allen Dämonen; und statt dessen über dem Küchenfeuer.«[30] Auf diese Weise

---

29 Sprenger/Institoris, 1993, Teil II: 106
30 Sprenger/Institoris, 1993, Teil II: 138

wurden Hebammen bezichtigt die Neugeborenen zu verzaubern und zu vertauschen. Ebenso standen die Geburtshelferinnen im Verdacht die Kinder zu töten, um sie dann zu Salben und Trünken weiterverarbeiten zu können.

Die Hexe als Einnahmequelle

»Wie es die Erfahrung gelehrt hat, wurden sie [die Hexen] durch wahre Busse von der Gewalt des Teufels zwar befreit, jedoch wurden sie lange danach aufs schwerste belästigt, besonders zur Nachtzeit; und zwar liess Gott das zu ihrer Strafe zu. Das Zeichen aber, dass sie befreit waren, erkannte man daran, dass das Geld in ihren Börsen und Schatullen nach der Beichte fehlte.«[31]

Ökonomische Interessen scheinen am Hexenwesen eine nicht zu unterschätzende Rolle gespielt zu haben. Denn »das Volk sagt, dass eine Hexe unbedingt ihre bestimmte Hexenarbeit zu verrichten habe. Durchschnittlich hat sie für sieben Rappen im Tage zu schaden. Kann sie ein Stück Vieh töten oder sonst grösseren Schaden verursachen, so hat sie für längere Zeit Ruhe.«[32]
Alleinstehende Frauen wurden derart verdächtigt, ihren Lebensunterhalt mit Hexerei und Zauberei zu verdienen, während sich kirchliche wie staatliche Obrigkeiten auf unterschiedlichste Art damit beschäftigten, den Behexten Geld abzuknöpfen.

Gewisse Landesfürsten entdeckten die Hexe als geeignete Einnahmequelle. Sie hielten sich ihre eigene Hexe: »Jene Hexe nämlich in Reichshofen [...] wurde dermassen beständig von Behexten um der Wiedererlangung der Gesundheit willen besucht, dass der Graf des Schlosses

---

31 Sprenger/Institoris, 1993, Teil II: 273
32 Sturzenegger, 1929: 15

Thelon Gewinn daraus in der Weise haben wollte, dass jeder an sich selbst oder an seinen Besitztümern Behexte am Toreingange einen Zehner zu zahlen hatte, woher er auch, wie er berichtete, in der Folge eine grosse Einnahme hatte.«[33]

Hexen und ihre Werke

»Hexen heissen sie wegen der Grösse ihrer Verbrechen;
nämlich schlecht vor allen Übeltätern ist ihre Wirksamkeit …
Sie verwirren die Elemente mit Hilfe der Dämonen,
um Hagelschlag und Sturm zu erregen.
Ebenso, sagt er, verstören sie den Geist der Menschen,
d.h. (bringen ihn) zu Wahnsinn, Hass oder ungewöhnlicher Liebe.«[34]

Hexen flogen nicht nur mit dem Besen durch die Lüfte. Sie verwandelten sich auch in Tiere, trugen die Verantwortung für Krankheit, schlechtes Wetter und alle anderen unerklärlichen Ereignisse. Der Begriff »Hexe« stammt vom althochdeutschen Wort »Hag«, »Hagazussa« ab, was Zaunreiterin bedeutet. Die Zaunreiterin ist ein Wesen, das sich auf dem Zaun, das heisst auf der Grenze zwischen zwei Welten befindet. Der französische Ausdruck »la sorcière« (»la diseuse des sorts«) bedeutet »diejenige, die das Schicksal beeinflusst« und enthält das Bild der Hexe, die die Macht hat, die Geschicke der Menschen zu beeinflussen. Der Begriff der Hexe unterliegt einer starken sozialen Prägung. Die Hexen der letzten Jahrhunderte begann man ab 1970 in der Frauenbewegung als weise Frauen und Heilerinnen zu betrachten. Damit ist ein neues Bild mit der Hexe verknüpft worden: das der starken Frau mit magischen Fähigkeiten, welche den Mächtigen Angst einflösste. – Die Kultivierung dieser Vorstellung scheint das Selbstbewusstsein bestimmter Frauengruppen zu stärken und ist ein wichtiges Element

---

33 Sprenger/Institoris, 1993, Teil II: 156
34 Sprenger/Institoris, 1993, Teil I: 25

moderner Hexenliteratur. – Gleichzeitig ist das gesellschaftlich weit verbreitete Bild der buckligen Alten mit Warze auf der Nase, die im Wald wohnt und mit Kräutern hantiert, bestehen geblieben. Begleitet wird die Märchenhexe oft von mystischen Waldtieren.

Hexen arbeiteten auf der dunklen Seite des Lebens – im Schatten des Waldes oder Schutz der Nacht, was sie vor störenden Einflüssen beschützte, ihnen den Zugang zur anderen Welt erleichterte, ihre Träume und Fantasie förderte.

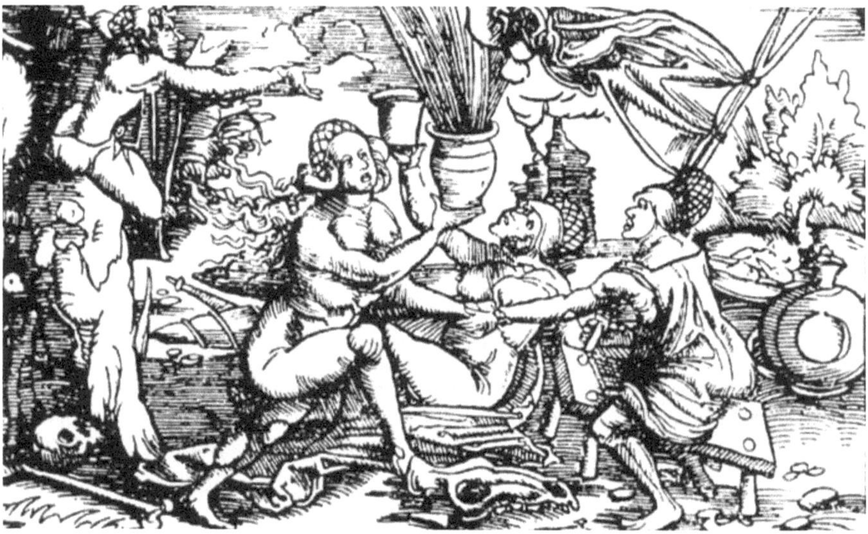

»Hexenversammlung« (aus RUEB, 1997: 101)

Arten und Wirkungen der Hexerei

Die Kirche des Mittelalters konnte keine Erklärungen für natürliche Erscheinungen, wie die Zerstörung von Ernten durch Blitz und Hagel, für körperliche Krankheiten, Wahnsinn, und andere Schicksalsschläge liefern. Also wurden diese unlösbaren Fälle dem Tätigkeitsbereich der Hexen und Dämonen zugeschrieben. Im Laufe der Zeit wurde es ein lebensgefährliches Wagnis, nicht an Hexen und ihre teuflischen Werke als Verursacher aller unerklärlichen Dinge zu glauben. So äusserten sich fortschrittliche Wissenschafter im 17. Jahrhundert sehr vorsichtig über Hexen und Zauberei. Sie beriefen sich immer wieder darauf, dass es sich um natürliche Phänomene wie Krampfanfälle, Magnetismus und Angst handeln könnte, deren Behandlung in die Hände der Mediziner gehörten, äusserten sich aber nie direkt gegen die öffentliche Meinung. Einen Grund für gewisse Krankheiten sah man im 17. Jahrhundert in der Unreinlichkeit der Mitbürger. Damit die Menschen vor weiterer Ansteckung mit pathogenen Darmerregern bewahrt werden konnten, wurde Kot, der an nicht hierfür vorgesehenen Orten herumlag, verbrannt. Mit dieser Massnahme sollte nicht nur der Kot beseitigt werden, man hoffte so auch, den Verursacher zu bestrafen:

»Der Koth ***(Carbonum humanum Parac. Sulph. occidentale)*** darinnen stecket der Anfang des microcosmischen Magneten / oder der geistigen microcosmischen Mumien. Wann man diesen bloss auf glühenden Kohlen brennet / oder auch mit Spir. Vin. und Pfeffer bestreuet / so wird der unhöfliche Verehrer / von dem der Koth kommen / solche Schmerzen an dem Hindern leiden / als ob die Kohlen ihn selbsten berührte. In dieser geistlichen Mumie lieget ein Geheimnis alle angezauberte Kranckheiten zuheilen verborgen. Dadurch kann man Hass oder Freundschaft unter Eheleuten stiften / die Feind mit einander vereinigen / und können der Af und die Schlange / die sonsten einander sehr feind seyn / dardurch zu Freunde gemacht werden.«[35]

Oft sollen Hexen mit Dämonen zusammen gearbeitet haben oder von ihnen in Besitz genommen worden sein. Dämonen treten in unterschiedlichster Form auf. Sie sind die Helfer des Teufels und werden von ihm entsprechend eingesetzt. Die Dämonen wirken immer in Zusammenarbeit mit den Hexen. Sowohl Hexen als auch Dämonen können selbstständig keine Werke vollbringen.

---

[35] Müllern, 1685: 1293

Der »Hexenhammer« und somit auch die Inquisitoren unterschieden grundsätzlich zwei Arten von Dämonen: die »Incubi« und »Succubi«. Die Waldmenschen, Faune und Feldgeister nannten sie »Incubi«. In Ungnade gefallene Engel wurden »Succubi« genannt. Die Werke beider unterschieden sich kaum. Ihre äusserliche Erscheinung und ihr Auftreten wurden unterschiedlich beschrieben: Die erdigen Feldgeister, die »Incubi«, sind rau behaarte Satyren, während die »Succubi« eher in Engelsgestalt auftreten. »Incubi heissen sie daher von incubare, d. h. Unzucht treiben. Denn oft geilen sie auch nach den Weibern und beschlafen sie, Dämonen, welche die Gallier Dusen nennen, weil sie beständig diese Unsauberkeit treiben.«[36]
Der sexuelle Aspekt wurde sowohl in der Beschreibung der Werke der Feldgeister als auch der gefallenen Engel recht deutlich hervorgehoben. Als »Incubi« und »Succubi« sollen die Dämonen Behexte zu allen möglichen wollüstigen Abenteuern verführt haben: »Der Grund aber, warum sich die Dämonen zu Incubi oder Succubi machen, ist nicht das Lustgefühl, denn als Geister haben sie ja weder Fleisch noch Knochen; sondern der hauptsächlichste Grund ist doch, dass sie durch das Laster der Wollust die Natur des Menschen beiderseits, nämlich den Leib und die Seele, zerstören, damit so die Menschen um so willfähriger zu allen andern Lastern werden.«[37]

Die Hexe und das Zölibat

Die Verfasser des »Hexenhammers« berufen sich in ihren Ausführungen immer wieder auf eine Reihe von Gewährsmännern. Zum Beweis der Existenz von Dämonen, Hexen und Hexenwerk wird häufig die Bibel zitiert. Ein beliebtes Werk der Hexen und Dämonen war der Liebeszauber. Unter ihm schienen speziell die Vertreter des Klerus zu leiden. Der »Hexenhammer« thematisiert die Problematik des priesterlichen

---

[36] Sprenger/Institoris, 1993, Teil I: 48
[37] Sprenger/Institoris, 1993, Teil I: 49

Zölibats und zitiert hierzu die Bibel: »Einige jedoch wurden mehr als man glauben kann von der Liebe zu Weibern versucht, daher auch der Apostel II. Korinther 12 sagt: ›Mir ist gegeben der Stachel meines Fleisches, der Engel Satan, der mich mit Fäusten schlage‹«[38]

»In Rom war zur Zeit des Papstes Nicolaus ein Bischof aus den deutschen Landen gekommen, um gewisse Geschäfte zu erledigen, dessen Namen zu verheimlichen das Gebot der Liebe fordert, wiewohl er bereits die Schuld alles Fleisches abgetragen hat. Dieser verliebte sich in eine junge Frau; und da er angeordnet hatte, sie mit zwei Dienern, seinem übrigen Besitz und seinen Kleinodien nach seiner Diözese zu senden, begann die junge Frau, betreffs der Kleinodien, welche kostbar waren, durch weibliche Habgier verblendet, eine Weise auszudenken, dass der Bischof, während sie auf der Reise war, durch Behexungen unterginge; und schon hatte sie die Kleinodien in ihrer Verwahrung. Und siehe, in der folgenden Nacht erkrankte der Bischof plötzlich und wurde von den Ärzten untersucht, ob er nicht vielleicht durch Gift vergiftet sei, worüber die Diener in schmerzlichem Zweifel waren. Denn eine so ungeheure Hitze war in seiner Brust, dass er nur durch beständiges Gurgeln mit kaltem Wasser bei Kräften erhalten werden konnte. Am dritten Tage nun, als man schon keine Hoffnung mehr hatte, dass er am Leben bliebe, verlangte eine Vettel dringend Zutritt zum Bischof und eröffnete, sie sei seiner Gesundheit halber gekommen. Sie trat also ein, redete den Bischof an und versprach ihm Gesundung, wenn er nur ihre Ratschläge gutheissen wollte. Als der Bischof fragte, was es denn sei, das er zur Wiedererlangung der Gesundheit, die er aufs lebhafteste ersehnte, gutheissen sollte, antwortete die Vettel; ›Siehe, diese Krankheit ist Euch durch Behexung zugestossen, und Ihr werdet nur durch eine andere Hexentat befreit werden können, dadurch nämlich, dass die Hexe, die sie Euch angetan hat, stirbt und mit ebendieser Eurer Krankheit infiziert wird‹. Als der Bischof, starr darüber,

---

38 Sprenger/Institoris, 1993, Teil II: 213

merkte, dass er auf andere Weise nicht befreit werden könnte, beschloss er, da er doch nichts ungedacht tun wollte, den Papst durch eine Bittschrift zu befragen. Der Pontifex aber, der jenen zärtlichst liebte und erfahren hatte, dass er nur durch den Tod der Hexe befreit werden konnte, gab seine Zustimmung, dass unter zwei Übeln das kleinere zugelassen werde; und daraufhin unterzeichnete er die Bittschrift. Daher ward die Vettel von neuem herbeigeholt, und der Bischof erörterte ihr, wie sowohl er selbst als auch der höchste Pontifex in den Tod der Hexe willigten, wenn er nur der alten Gesundheit wiedergegeben würde, und so entfernte sich die Vettel und versprach, er würde in der folgenden Nacht befreit werden. Und siehe, als er um Mitternacht gefühlt hatte, dass er gesund und von aller Krankheit befreit war, schickte er einen Boten und forschte, was denn mit der jungen Frau sei; und siehe; da war eine, welche versicherte, sie sei um Mitternacht, an der Seite der Mutter schlafend, plötzlich erkrankt. Hierbei wurde zu verstehen gegeben, dass zu derselben Stunde und im selben Augenblick die Krankheit den Bischof verliess und die Hexe, die Vettel befiel. [...] Als nun der Bischof um der Liebe willen sich vornahm, sie zu besuchen und in ihre Kammer trat, wurde er mit schauderhaften Verwünschungen empfangen, indem sie ausrief: ›Du samt deiner, die dich solches gelehrt und dich befreit hat, sollt in Ewigkeit verflucht sein!‹ Als der Bischof versuchte, ihren Sinn zur Busse zu erweichen, und sagte, dass er ihr alles verziehen habe, wandte sie ihr Gesicht ab und rief: ›Hinaus, Verfluchter! Hier ist keine Hoffnung auf Vergebung, sondern ich befehle meine Seele allen Teufeln‹. So starb sie elendiglich; der Bischof aber kehrte mit Freuden in sein Heim zurück.«[39]

Um Bischöfen und andern Kirchenmitgliedern die Einhaltung des Keuschheitsgelübdes zu erleichtern, waren Empfehlungen wie die Folgende durchaus bekannt: »Säuren jeder Art sagen jenen Personen zu, welche das Gelübde der Keuschheit bewahren. Gut ist es, wenn sie

---

[39] SPRENGER/INSTITORIS, 1993, Teil II: 184
[40] Dreck-Apotheke, 1986:. 79

dem Wasser, das ihr gewöhnliches Getränk sein muss, Limonade oder eine Essigaufkochung beifügen.«[40]

Gut katholisch und für schwerere Fälle wurden etwas aufwendigere Methoden zur Beseitigung des Liebeswahns infolge Behexung empfohlen: »Bezüglich des Liebeswahnsinnes aber infolge von Behexung können … Heilmittel nicht unpassend auch hier angewendet werden; besonders aber die Exorzisation durch heilige Worte, die ein derart Behexter an sich selbst vornehmen kann. Täglich rufe er den heiligen Engel an, der ihm zum Schutze von Gott abgeordnet ist; mit reiner Beichte besuche er die Schwellen der Heiligen, besonders aber der glückseligsten Jungfrau, und er wird ohne Zweifel befreit werden.«[41]

Wetterzauber

»Dass sich ein Wein nicht von dem Donner verändere:
wann es anfahet donnern / so mach ein Ballen aus truckenem
Rockenmähl / und lege ein saubers Tüchlein auf
die Spunten des Fasses / und den Mählballen darauff
drucke den wol in den Spunten /
so bleibet der Wein beständig und verändert sich nicht.«[42]

Mit dem Teufel unter einer Decke zu stecken schienen die Hexen und Dämonen auch bei unerklärbaren Naturereignissen, Krankheiten und Epidemien. Die Angst vor dem Unbekannten führte in betroffenen Gebieten zu einer Massenhysterie und zu Häufungen von Anklagen, Prozessen und Hexenverbrennungen. Hexen, Dämonen, Riesen, Zwerge, alle möglichen Angst einflössenden Gestalten dienten der Erklärung von Stürmen.

41 Sprenger/Institoris, 1993: 216
42 Tabernaemontanus, 1993: 589

»Vom Rottal[43] her hört man oft zwischen Hasli und Grindelwald das Brausen der grauen Talherren oder des Wütisheers. Am ärgsten treibt es seinen Spuk um die heilige Weihnachtszeit. Mächtige Riesen, Westfriesen genannt, führen den nächtlichen Zug an, dann kommen Zwerge von scheusslicher Gestalt, reitend auf allen möglichen Ungetier, und die Geister all jener Fluchbeladenen, welchen man das Rottal und den Rottalgletscher als Aufenthaltsort zuweist. Wenn aber der heulende Sturm das Nahen dieser wilden Jagd verkündet, müssen oben auf der Scheideck, da wo der Weg nach Gassen und zum Faulhorn führt, diesem Geisterspuk die Tore des Melkhauses geöffnet sein. Wehe dem Haus, wenn dies nicht geschieht!«[44]

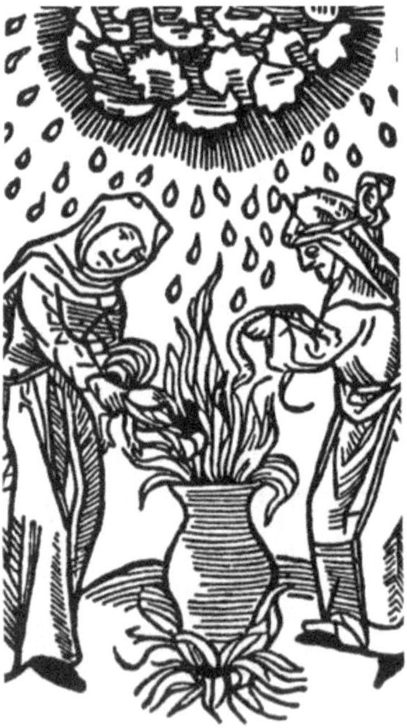

»Hexen machen Blitz, Donner und Hagel, indem sie einen Hahn und eine Schlange in den Kochtopf werfen.«
(Ulricus Molitor, de laniis et phitonicis mulieribus, Reutlingen 1489)

[43] Rohnetal
[44] Keckeis, 1995: 229

Milch- und Butterzauber

»Gegen Milch- und Butterzauber hilft auch,
wenn die Hausfrau am Karfreitag
vor Sonnenaufgang nackt buttert.«[45]

Milch als wertvolles Nahrungsmittel und Butter als Fettquelle waren ebenfalls beliebte Angriffsziele für Schadenszauber. Falls der Schutzzauber versagte und die Milch sauer und die Butter ranzig wurden, gab es durchaus Möglichkeiten, es der Hexe heimzuzahlen. Eine davon bestand darin der Übeltäterin körperliche Schmerzen zuzufügen. Mit Hilfe der folgenden Anleitung scheint dies recht einfach zu sein: »Wann die Bauern-Weiber nicht buttern können wegen Hexerey so schütten sie die frisch-gemolkene Kuh-Milch an Menschen Koth oder ins heimliche Gemach / so lässt die Hexerey alsbalden nach / wann man aber den mit Milch vermischten Menschen – Koth mit einem glühenden Eisen berühret / so bekommen die Hexen davon Blasen im Gesicht / welches mehr denn gewiss sein soll.«[46]

Tierzauber

»Sehr häufig haben auch die Hirten gesehen, dass
gewisse Tiere auf den Feldern drei oder vier Sprünge
in die Luft machten, dann plötzlich auf die Erde stürzten
und verendeten: und zwar durchgehends auf Betreiben
der Dämonen durch die Kraft der Hexen.«[47]

Tiere fressen trotz Hunger gewisse Pflanzen nicht. So bleiben zum Beispiel der blaue Eisenhut, der weisse Germer und andere Giftpflanzen auf der abgeweideten Alpwiese stehen. Trotz allem kommt es vor,

---

[45] 6./7. Buch Moses, 1993: 91
[46] Müllern, 1685: 1293
[47] Sprenger/Institoris, 1993, Teil II: 153

früher häufiger denn heute, dass Weidetiere an den zarten Spitzen vom Sadebaum (***Juniperus sabinae L.***) und andern giftigen Hagpflanzen knabberten oder mit Ködern vergiftet werden. Zu den beliebten Heckenpflanzen Mitteleuropas zählten viele Sträucher und Kräuter mit giftigen Inhaltsstoffen wie der Sadebaum, die Tollkirsche und der Weissdorn. Auf den Wiesen wachsen die verschiedensten Kräuter und Pilze. So ist wohl weder Zauberei noch Hexerei im Spiel, wenn Tiere sich sonderbar gebärden.
Manche Vergiftungen wurden durch menschliches Zutun verursacht. Mit geringem Aufwand konnte dem Nachbarn geschadet werden: »Die Hüner auff den Balcken fallen herab / wann sie mit Bilsensaamen beräuchert werden / und so sie den Saamen essen / sterben sie davon.«[48]

Doch waren Tiere nicht nur Opfer von Anschlägen oder der Zauberei, häufig dienten ihre Produkte derselben. Im »Hexenhammer« findet sich hierzu folgende Geschichte:
»... dass in der Stadt Salamis im Königreich Cypern sich folgender Fall ereignet hat: Weil nämlich dort ein Seehafen ist, landete ein mit Waren beladenes Schiff, und da die Fremden ausstiegen, um sich ein jeder mit Lebensmitteln zu versehen, trat ein gewisser kräftiger Jüngling unter ihnen an das ausserhalb der Stadt am Gestade des Meeres gelegene Haus einer Frau heran und fragte sie, ob sie Eier zu verkaufen hätte. Als aber die Frau den kräftigen, auswärtigen, vom Vaterlande fernen Jüngling erblickte, woher auch bezüglich seiner Verderbung weniger Verdacht bei den Einheimischen entstehen konnte, sagte sie: ›Warte ein wenig, du sollst alles nach Wunsch bekommen!‹ Und als sie säumte und auch der innere Teil des Hauses verschlossen war, fing der Jüngling von draussen zu rufen an, damit sie ihm um so schneller aushülfe, um nicht zu erleben, dass das Schiff ihn sitzen liess. Da brachte die Frau einige Eier, gab sie dem Jüngling und stellte ihm anheim, zu ihr zurückzukehren, falls das Schiff ihn habe sitzen lassen. In schnellem Lauf eilte er also nach dem Schiffe, welches am Gestade des Meeres lag, und

[48] Tabernaemontanus, 1993: 970

bevor er einstieg, beschloss er, da die anderen Gefährten noch nicht alle zusammen waren, die Eier zu verzehren und sich zu stärken. Und siehe, nach einer Stunde wurde er stumm und gleichsam des Verstandes beraubt: wie er später selbst zu erzählen pflegte, wunderte er sich über sich selbst und konnte nicht herausbekommen, was ihm zugestossen war. Er wollte also das Schiff betreten, wurde aber von der Bemannung mit Stöcken geschlagen und zurückgetrieben, indem alle riefen: ›Seht, seht! Was ist denn mit dem Esel los? Verflucht sollst du sein, Bestie; willst du etwa auch das Schiff betreten?‹ Also zurückgetrieben überlegte der Jüngling, der ihre Worte, die ihn für einen Esel erklärten, verstand, bei sich und begann zu glauben, dass er durch eine Behexung seitens der Frau infiziert sei; besonders darin, dass er kein Wort bilden konnte, während er selbst doch alle verstand. Als er nochmals das Schiff zu besteigen versuchte, wurde er mit noch schlimmeren Schlägen verprügelt, so dass er mit bitterem Herzen zurückbleiben und die Abfahrt des Schiffes mitansehen musste. Während er nun hierhin und dorthin lief, und ihn alle für einen Esel hielten, wurde er notwendigerweise auch von allen wie ein Tier behandelt. Notgedrungen kehrte er also nach dem Hause der Frau zurück und diente ihr nach ihrem Gefallen um der Erhaltung seines Lebens willen über drei Jahre, wobei er keine Arbeit mit den Händen verrichtete, ausser dass er die Bedürfnisse des Hauses an Holz und Getreide herbeitrug und auch das, was hinauszuschaffen war, wie ein Lasttier hinaustrug, wobei ihm nur der Trost blieb, dass, wenn er auch von allen anderen für ein Lasttier erachtet wurde, er von den Hexen selbst, die zusammen oder einzeln vorsprachen als wahrer Mensch in Gang, Stand und Haltung anerkannt wurde, indem sie sich nach Menschenart mit ihm unterhielten.
Nachdem also in dieser Weise drei Jahre verflossen waren, traf es sich im vierten, dass, als er eines Tages am Vormittag in die vorerwähnte Stadt gegangen war und die Frau von weitem folgte, der also behexte Jüngling an einer Kirche vorbeikam, in der Gottesdienst abgehalten wurde. Als er den Schall der Glocke zur Erhebung des Leibes des Herrn hörte – in jenem Lande wird nämlich der Gottesdienst nach Art der Lateiner nicht der Griechen abgehalten – wandte er sich zur Kirche, und

weil er hineinzugehen aus Furcht, Schläge zu bekommen und hinausgetrieben zu werden, nicht wagte, kniete er draussen mit Knien und Hinterschenkeln nieder und blickte, indem er die gefalteten Vorderfüsse, d.h. die Hände, zugleich in die Höhe hob, das Sakrament in der Erhebung, wie er meinte, aus einem Eselskopfe, an. Dieses Wunder sahen einige genuesische Kaufleute; voll Verwunderung folgen sie dem Esel, und während sie sich über das wunderbare Ereignis besprachen, siehe, da setzt die Hexe dem Esel mit dem Stocke nach. Weil nun, wie vorausgeschickt ist, derartige Behexungen in jenen Landen sehr viel ausgeführt werden, wird der Esel samt der Hexe auf Drängen der Kaufleute durch den Richter verhaftet; verhört und den Fragen ausgesetzt, gesteht sie das Verbrechen und verspricht, dem Jüngling seine frühere Gestalt wiederzugeben, damit er imstande sei, nach Hause zurückzukehren. Er wird in seine alte Gestalt zurückversetzt. Sie selbst wurde von neuem verhaftet und empfing die gebührende Strafe für ihre Vergehungen; der Jüngling kehrte mit Freuden in seine Heimat zurück.«[49]

Massnahmen gegen Zauberei

»Herr, die Not ist gross!
Die ich rief, die Geister
Wird ich nun nicht los.«[50]

Amulette und Schutzzauber

Amulette und Schutzzauber dienten der Prävention vor Krankheiten und unglücklichen Ereignissen. Amulette wurden meist um den Hals oder an einer anderen Stelle auf dem Körper getragen.

[49] Sprenger/Institoris, 1993, Teil I: 220
[50] Johann Wolfgang Goethe, der Zauberlehrling

Paracelsus empfiehlt zum Schutze vor der grassierenden Cholera das folgende Amulett: »Das Tragen eines mit Quecksilber gefüllten, oben und unten mit feinem Siegellack verschlossenen Federkiels, welcher an einer um den Hals gehängten Seidenschnur angebracht ist und auf den blossen Leib bis auf die Magengegend oder auf die sog. Herzgrube gelegt wird, ist ein vom sardinischen General Bava gutgeheissenes Präservativmittel gegen die Cholera.«[51] Es waren immer verschiedene Möglichkeiten des Schutzes bekannt. So wurde auch das Tragen einer Kupferplatte auf der Magengegend gegen die Cholera empfohlen.[52]

Inzwischen ist nachgewiesen, dass sowohl die Kupferplatte als auch der Federkiel mit Quecksilber eine desinfizierende Kraft haben. Quecksilber galt lange Zeit als starkes Mittel bei infektiösen Krankheiten und wurde auch vorsorglich angewendet; Kupferionen wurden mit Fäkalien verschmutztem Wasser zugesetzt. Noch heute schützt ein Kupferdraht entmineralisiertes Wasser vor Verkeimung.

Bei der Anwendung von Quecksilber sind der vorsichtige Umgang und die Kenntnis möglicher Entgiftungsmassnahmen grundlegende Voraussetzungen für das Tragen eines mit Quecksilber gefüllten Amuletts. »Wenn jemandem das Ungeschick passiert, dass er Quecksilber verschluckt, so esse er rohen Speck und trinke Wein dazu, worin Raute und Stabwurz gekocht worden sind. Stattdessen helfen auch Petersilie und Fenchelsaft mit Honig zusammen.«[53]

Ein anderes Amulett bietet Linderung bei psychischen Krankheiten sowie Rheuma- und Gichtschmerzen: das so genannte podagrische Amulett. »... bereitet aus der Wurzel [vom Bilsenkraut] ein podagrisches Amulet / er sammelt nemlichen selbe / wann der Mond im Wassermann und Fische gehet / vor der Sonnen Aufgang / und rühret die Wurzel nicht

---

51 Buchmann, 1873: 501
52 Buchmann, 1873: 501
53 Jöhrimann, 1925: 122

an / sondern gräbet solche mit einem Gebein von einem verstorbenen Thier aus / und gebrauchet darbey sonderbare Beschwehrungswörter / weil nun solche aber recht abergläubisch seyn / als haben wir sie nicht hieher setzen wollen.«[54]

Exorzisten durften nichts Abergläubiges oder als Hexenmittel Verdächtiges anwenden. Nur in Ausnahmen durften sie nicht geweihte Kräuter wie ein Kraut namens »Dämonenflucht« anwenden. Im »Hexenhammer« heisst es: »Aber auch davor muss man sich besonders hüten, dass die Besessenen, auch die durch Hexen (besessen Gemachten), in den Schutz von Hexen gestellt werden ... ›Als ihre Nächsten‹, sagt er [Gregorius], ›welche sie fleischlich liebten und sie mit ihrer Liebe verfolgten, sie zur Erlangung eines Heilmittels den Hexen überliefert hatten und sie von diesen an den Fluss geführt in das Wasser getaucht und mit vielen Beschwörungen umgetrieben worden war, fuhr eine Legion von Dämonen in sie hinein, während doch nur ein einziger ausgetrieben werden sollte. Daher brachten die Verwandten, die endlich gestanden und darüber Schmerz empfanden, sie dem Heiligen Bischof Fortunatus, der sie durch tägliche Gebete und Fasten ganz und gar wiederherstellte.‹«[55]

Bischof Fortunatus machte das einzig Richtige indem er die in Panik geratene Frau durch Fasten entgiftet. Leider schweigt sich der »Hexenhammer« über die Art des Mittels aus. Als Mittel zur Lösung des Liebeszaubers und bei unglücklicher Liebe eignen sich Hexenkräuter sehr gut. Dafür, dass die Hexen ein Nachtschattengewächs oder den blauen Eisenhut benutzt haben könnten, spricht der Umstand, dass nach Einnahme von psychoaktiven Kräutern, die zu einer Überhitzung des Körpers führen, kaltes Wasser Horror-Erlebnisse provoziert.

Neben Amuletten, Schutzzaubern und der Teufelsaustreibung waren auch Arzneimittel gegen die Zauberei bekannt: Die Mistel wurde bei Epilepsie, Krämpfen und Blutungen, zur Blutdrucksenkung und als

---

[54] Müllern, 1685: 943

[55] Sprenger/Institoris, 1993, Teil II: 230

Salb wider Zauberey
R. des Fettes von einem Hund / wol zerlassen / Bärn-Fett / Capaunen Fett
Hasel Mistel annoch grünende Truncos in Stück zerschnitten und zerstossen / wenn sie noch feucht seyn / zerstoss aber das Holtz. Die Blätter und Beer / misch in einer Violen / die wann du sie wirst 9. Wochen in die Sonn setzen / einen grünen Balsam extrahiren wird. Damit schmier die bezauberte Leiber / besonders aber die schmertzende Theil / so werden sie gewiss curiret werden.[56]

Herzmittel eingesetzt. Wie gross der Anteil der Mistelwirkstoffe an der entgiftenden Wirkung ist, kann nicht beurteilt werden. Allerdings können die Fette durch ihre okklusive Wirkung mithelfen, die Wärmeverteilung des Körpers zugunsten einer vermehrten Gift-Ausscheidung über die Haut umzuleiten.

Vergiftungen und Gegenmittel

»... sobald die Tollkirsche Früchte trägt, kommen auch
wieder Vergiftungen durch die letzteren vor ...
als Gegengift nimmt man Jod und Tannin.«[57]

Hatte man keinen Tannin zur Hand, wurde eine Abkochung von Eichen-, Weiden- oder Chinarinde, von grünem Tee, gebranntem oder ungebranntem Kaffee gemacht. Üblicherweise wurde der Kopf mit kalten Umschlägen bedeckt oder übergossen. Ebenfalls wendete man örtliche Blutentziehungen sowie reizende Fussbäder und Klistiere an. Kam es zu Lähmungen, so war die Darreichung von Reizmitteln, nämlich von Wein, notwendig.

---

56 Müllern, 1685: 1523
57 Ladewig, 1922: 198

Selbst bei grösster Vorsicht sind auch heute noch Vergiftungen möglich. Die therapeutische Breite von Nachtschattengewächsen und andern Zauberkräutern variiert stark. So ist die tödliche Dosis je nach Alter unterschiedlich. Während zum Beispiel die tödliche Dosis Atropin für einen Erwachsenen bei etwa 100 mg[58] Reinsubstanz liegt, können einige Milligramm Atropin bei Kindern tödlich wirken.

»Wegen der Formuln giebet man die Artzneyen in einem solchen Gewicht / das mit der Belegsamkeit zu geben übereinkommet / doch soll man / wo es vonnöthen ist / auch die Vermögenschaften in obacht nehmen / als woher das Gewicht stammet. Z.E. (Exempel!) welche lieblich seyn / und sich leicht einnehmen lassen / die kann man in grösserem Gewicht geben / Unliebliche Sachen aber muss man in geringem Gewicht verordnen. Dessentwegen ist das Gewicht gemein / wie viel erwachsenen auf einmal vorgeschrieben wird.«[59]

Die moderne Medizin versucht Intoxikationen mit tropanalkaloidhaltigen Nachtschattengewächsen durch symptomatische Behandlung zu begegnen. So werden leichte bis mittelschwere Erregungszustände mit Diazepam[60] gedämpft und Massnahmen gegen Überhitzung ergriffen. Bei schweren systemischen Reaktionen wird zur Antagonisierung der Atropin und Scopolaminwirkungen Physostigmin intravenös gegeben. Unsere Vorfahren kannten die Technik der intravenösen Infusion nicht, wussten sich aber mit Anissamen, Teufelsdreck (***Asa foetida***) und weiteren Heilpflanzen zu helfen.
Während die ätherischen Öle des Anis vor allem im Magen-Darm-Trakt ihre wohltuende Wirkung ausüben, krampflösend und verdauungsfördernd wirken, entgiftet der Teufelsdreck[61]:

58 Arzneimittelkompendium der Schweiz 1999: 195
59 Müllern, 1685:. 89
60 Valium®, Paceum®, Stesolid®, Psychopax®
61 Asa foetida; Harz von Ferula assa-foetida L.

Wider die Schädlichkeit der eingenommenen Alraun / und des schwarzen Magsaamensaffts / Opium genannt / mache folgendes berühmtes Lattwerglein: Nimm Teuffelsdreck / Wechholderbeeren / Bibergeil / jedes 1 Loth. Stoss die zu einem reinen Pulver / und mach mit 9 Loth ein Lattwerge daraus. Davon gib auf einmal einer Haselnuss gross mit Wein zertrieben.[62]

Zur Beschleunigung der Entgiftung bei einer möglichen Überdosierung mit psychoaktiven Nachtschattengewächsen griffen unsere Vorfahren gerne zu schwefelhaltigen Pflanzen wie Kresse, Senf, Rettich, Zwiebel und Knoblauch.

Schwefelhaltige Pflanzen unterstützen die Entgiftungssysteme der Leber. Fettliebende Substanzen wie die Nachtschattenalkaloide werden vornehmlich über die Leber ausgeschieden. Der Brauch, Knoblauch gegen böse Geister und Dämonen einzusetzen, widerspiegelt den seelischen Schutz vor den Dämonen und fördert gleichzeitig die körperliche Ausscheidung des Gifts. »So jemand in Argwohn wäre / dass er Bilsenkraut oder Saamen gegessen hätte / der trink von Stund an Geissmilch / Meth / Kürbissaamen mit süssem Wein / oder Nesselsaamen /Kressen / Senf oder Rettich / Zwiebeln / Knoblauch / welches man haben mag / mit Wein getruncken / dadurch wird der Schade gewendet.«[63]

Milch war ein beliebtes Hausmittel zum Binden von Pflanzengiften. Der Honig im Meth und die Kürbissamen wurden als Gleit- und Quellmittel verwendet und waren der Ausscheidung über den Darm förderlich, während die Nesselsamen harntreibend wirkten.

62 Tabernaemontanus, 1993: 211
63 Tabernaemontanus, 1993: 970

Wie man Haus und Hof vor Hexen schützt

»Man nagelt einen gestohlenen Lumpen,
worein drei gestohlene Faden gehüllt sind, mit drei gestohlenen
Nägeln oben in einer Ecke des Hauses oder Stalles an.«[64]

Besonderen Wert legte die Bevölkerung auf den Schutz vor Behexung von den Menschen, Tieren und Dingen, die einem lebenswichtig waren. Zauberbücher gaben Tipps zum Schutz vor Behexung oder halfen mit Rezepten bei erfolgter Behexung weiter. Zu dieser so genannten »magischen Hausväterliteratur« werden auch das angeblich 6. und 7. Buch Moses gezählt. Die Bücher berichten von verschiedensten Techniken und Beschwörungsformeln zum Schutze vor Hexen und anderem Bösen. Das 6. und 7. Buch Moses empfiehlt zur Vorsorge vor Hexenbesuch:

»Man wehrt die Hexen durch die mannigfachsten Mittel ab, so durch Besprengen mit Weihwasser, durch Räuchern mit Teufelsdreck ***(Asa foetida)***, mit Fronleichnamsreisig und neunerlei Kräutern, darunter besonders Dill, Dosten und Dorant. Man streut Salz oder Hirsekörner, durch deren Zählen die Hexen aufgehalten werden, man schiesst, besonders am heiligen Abend, mit lautem Knall über die Felder. Man legt besonders am Walpurgisabend[65] und am Georgi[66] vor Haus- und Stalltür einen oder zwei übereinander gelegte Besen, darüber kann die Hexe nicht schreiten. Oder man macht mit geweihter Kreide drei Kreuze auf die Tür oder malt die drei Buchstaben C†M†B†[67] darauf. Auch schützt eine über der Tür angenagelte Fledermaus, Eule, Krähe, Elster, Kröte oder Ziegenbockgehörn.«[68]

---

64 6./7. Buch Moses, 1993: 93

65 Die Heilige Walpurgis wird als Beschützerin vor Zauberkünsten verehrt. Die Walpurgisnacht (30. April / 1. Mai) ist jene Nacht, in der nach dem Volksglauben die Hexen mit ihrem Meister, dem Teufel, auf dem Blocksberg zusammenkommen.

66 St. Georgstag, 23. April

67 Caspar, Melchior, Balthasar sind die Heiligen drei Könige

68 6./7. Buch Moses, 1993: 97

In den Voralpen und Alpen werden heute noch gewisse Schutzrituale praktiziert, so gibt es kaum eine Alphütte, die nicht die Zeichen für die 3 Könige Caspar, Melchior und Balthasar, C†M†B†, über der Eingangstüre trägt. Bei bereits erfolgter Behexung soll Folgendes helfen: »Um eine Hexe ihrer Macht zu berauben, legt man einen behexten Gegenstand in einen neuen Topf, verklebt diesen mit Lehm und stellt ihn ins Feuer. Ist die Hexe nicht imstande, den Gegenstand aus dem verklebten Topfe herauszuziehen, so hat sie ihre Macht für immer verloren.«[69]

Eine Waffensalbe mit Zauberkräften

Sowohl präventiv als auch kurativ konnten die Waffensalben eingesetzt werden. Die Salbe diente dem Schutz der Waffe und heilte gleichzeitig denjenigen, der mit dieser Waffe verletzt wurde.

Unguentum Sympatheticum Crollii
R. Alt Schweinefett
Beerenfett
Lass eine halbe Stund in rothem Wein sieden / dann giess es in kaltes Wasser / und samle das obenschwimmende Fett[70]

Mit dieser Schmiere wurde die Waffe mit der die Verletzung zugefügt wurde und die noch das Blut des Verletzten trug, geschmiert. So glaubte man, dass durch Fernwirkung alle Wunden des Verletzten geheilt würden, insofern der Verwundete noch am Leben war.[71]
Wichtig für das Gelingen scheint die genaue Befolgung der Anwendungsanleitung zu sein. Ganz wichtig war, dass ebenso sorgfältig auf Sauberkeit und regelmässige Anwendung geachtet wurde, wie wenn die Salbe direkt in die Wunde des Unglücklichen gegeben würde:

[69] 6./7. Buch Moses, 1993: 93
[70] Müllern, 1685: 373
[71] Müllern, 1685: 373

»Durch diese Salbe werden alle wunden geheilet (wo anders die Nerven und Arterien nicht verletzet seyn) man schmieret damit die Waffen / womit einer verletzet worden / alle Tag einmahl / wo es die Noth erfordert / und die Wunde gross ist / sonsten schmieret man selbe den andern oder dritten Tag.
N1. Die Waffen behält man auf in einem reinen Tüchlein an einem nicht gar warmen Orth / damit dem Krancken nicht geschadet werde. Man soll sich auch vorsehen / dass kein Staub auf die Waffen falle / und dass selbe keine kalte Lufft anwehe / sonsten würde der Krancke grausam gequelet werden.
N2. Wann die Wunde gestochen worden / muss man die Waffen der Spitz zu schmieren.«[72]

War es einmal nicht möglich die Waffe zu bekommen, musste ein Analogiezauber angewendet werden. Hierfür wurde ein Holzstäbchen verwendet, auf das Blut von der Wunde getröpfelt worden war. An Stelle der Waffe konnte das Holzstäbchen genau nach Anleitung mit der Salbe beschmiert werden.
Das gleiche Vorgehen konnte bei Zahnschmerzen mit Hilfe eines Zahnstochers durchgeführt werden. Nach dem schmerzvollen Bohren mit einem Holzstäbchen im entzündeten Zahnfleisch oder den löchrigen Zähnen haftet dem Stäbchen krankmachendes Material an. Dieses wurde nun auf dem Zahnstocher gepflegt und gehegt, bis die Zähne wieder genesen oder ausgefallen waren.[73]

Über die Ursache der Wirkung scheinen sich die alten medizinischen Geister nicht einig gewesen zu sein. So meldet die Medizin-Chymische-Apotheke 1685:
»Was dieser sympathetischen Würckung Ursach seye / wird gar sehr gestritten. [...] Diese Salbe würcket durch die Identität des Balsams / oder des balsamischen Ω [Geist] / der in dem Menschen und Geblüth

72 Müllern, 1685: 374
73 vgl. Müllern, 1685: 374

einerley ist. Dann unter diesen Geistern kein anderer Unterscheid waltet / als dass der Geist in dem Menschen noch würcklich lebet / der in dem Geblüt aber coaguliret ist. Weil wir nun erfahren / dass die Geblüths-Freundschafft so viel vermag / dass / wann / ein Bruder oder naher Freund an der Pest darniederlieget / der andere / ob er gleich weit von ihm / gleiche Kranckheit leide / was sollte dann nicht durch die identität des Geblüths geschehen können?«[74]

Um sich nicht gegen die öffentliche Meinungen stellen zu müssen, entschliesst sich der Autor zur folgenden Aussage: »Geschiehet also diese Wunden Cuhr durch eine Kräfften-Ueberpflantzung / die durch den balsamischen und Welt-Geist zu wegen gebracht wird. Andere herentgegen halten diese Chur vor betrüglich und nicht natürlich / .... / Wir gehen den mitlern Weg / und verachten deren Tugend nicht gar / wie wir auch deren Lob nicht zu sehr erhöhen.«[75]

Die Waffensalbe war also ein universales Heilmittel nach dem Motto: Nützt es nichts, so schadet es auch nicht. Der einzige Schaden, den diese Art der Wundheilung nach sich ziehen kann, ist die Unterlassung einer schnellen, an der Wunde ausgeführten, sauberen Wundpflege zur Verhinderung von Infektionen.

Aberglaube und magische Medizin

»Aberglaube ist über das Mass hinaus beachtete Religion,
d.h. mit schlechten und mangelhaften Weisen und Umständen
ausgeübte Religion – so ist auch abergläubisch, was immer nach
menschlicher Überlieferung, ohne Autorität eines Höheren,
den Namen der Religion beansprucht ...«[76]

---

[74] Müllern, 1685: 375
[75] Müllern, 1685: 375
[76] Sprenger/Institoris, 1993, Teil II: 238

Der Aberglaube erfüllte nicht nur die Geister unserer kranken Ahnen, sondern spukte genauso in den Köpfen ihrer Ärzte. Im Altertum war die Medizin nicht von der Religion zu trennen. Der Priester oder die Priesterin waren Herr über das Wohl von Leib und Seele ihrer Anhänger. Unerklärliche Krankheiten entstanden nach damaliger Ansicht durch Zauberei. Einzig durch Vertreibung der Dämonen, durch Gebete und Zauberformeln konnte eine Heilung eingeleitet werden.
Vorgebeugt konnte dem Anzaubern von Krankheiten zum Beispiel durch das Tragen von geweihten Gegenständen und Amuletten werden. Der Glaube an gesundheitsfördernde Einflüsse gewisser Schmuckstücke hat bis heute überlebt. So soll unseren gebräuchlichsten Schmucksteinen schützende Kraft innewohnen:

»Der Diamant am linken Arm gegen Gift und böse Geister,
der Achat gegen üble Gedanken und Liebe,
der Rubin gegen Schnupfen
der Bergkristall gegen Schwindel
der Chrysolith vertreibt Melancholie,
der Topas wahrt die Keuschheit und
der Smaragd schützt vor der Fallsucht.«[77]

Geheim- und Universalmittel

»Und so machen die Alchymisten etwas dem Golde Ähnliches,
was die äusseren Eigenschaften des Goldes besitzt,
aber sie machen kein wahres Gold …«[78]

Mystisches und Abenteuerliches boten die Geheimmittel, die früher wie heute von teils dubiosen Arzneimittelfirmen angepriesen wurden.

---

77 Lombard, 1925: 114
78 Sprenger/Institoris, 1993: 19

Eine heute durchaus immer noch übliche Sitte dubioser Arzneimittelfirmen ist die Anpreisung von Wundermitteln. Glaubt man den Anzeigen, ist es mit Hilfe von Erdbeeren möglich, bis zu 30 Kilo pro Monat abzunehmen oder eine Spezial-Schuhsohle vermag Rheuma, Kopf- und Rückenschmerzen zu vertreiben. Moderne Kommunikationsmedien öffnen gesetzliche Grauzonenbereiche. Im Internetversand, über Postfachadressen und Tele-Shopping gelangen immer wieder unwirksame, zum Teil hoch giftige Präparate, die nicht nur die Geldbörse schädigen, sondern auch tödlich sein können, auf den Markt.

»Leider glauben die breiten Volksmassen, dass in den Geheimmitteln Stoffe enthalten sind, welche unseren Ärzten und Apothekern unbekannt sind. Allzu oft kommen aber in die Geheimmittel Stoffe hinein, die, wenn der Käufer wüsste, aus welchen Teilen sie bestehen, er gewiss nicht nehmen würde.«[79]

Das einzig Geheime und Universelle dieser Mittel und Mittelchen ist ihr stark überhöhter Preis und Zeugnisse fast unglaublicher Therapieerfolge in aussichtslosen Fällen. Bereits im Jahre 1685 beschreibt Schröder euphorisch die wunderbaren Kräfte einer Rezeptur aus 58 verschiedenen Gewürzen, Bitterstoff- und Schleimdrogen: »Ein wunderbares Wasser / schier von Göttlicher Krafft / dass die alten gleichsam wieder verjüngert / und zugleich auch die Wunden und Geschwär heilet.«[80]

Um universell wirken zu können, ist es notwendig mit möglichst vielen unterschiedlichen Zutaten eine grosse Zahl von Indikationsgebieten abdecken zu können, denn Universalmittel müssen für alles gut sein.

---

79 Ladewig, 1922: 39
80 Müllern, 1685: 1422

Verfälschungen

Nicht immer waren Hexen oder Dämonen am Werk, wenn Arzneien keine oder eine unerwartete Wirkung zeigten. Aufgrund der langen und zum Teil gefährlichen Transportwege waren nicht immer alle Substanzen verfügbar. Bestimmte Kräuter und Teile davon waren schwieriger zu beschaffen und daher auch öfters Grund für Fälschungen. Neben den begehrten Alraunemännchen, die aus allen möglichen Wurzeln hergestellt wurden, war auch Opium eine begehrte Substanz und kam oft als Verfälschung auf den Markt. Schröder beklagt sehr, dass das ursprüngliche und beste Opium aus der thebaischen Landschaft, das Opium thebaicum, kaum mehr erhältlich sei. Mehr und mehr schlechte Qualität und Verfälschungen würden den Handel bestimmen. Diese stammten vor allem aus Arabien, Syrien und Alexandrien. Aus Ost-Indien wurde von den Handelsleuten aber ein Opium »gelb wie Rosen-Safft« nach Europa gebracht und »in unserm Lande gebrauchet.«[81]
Je nach Güte des Ausgangsmaterials und Sorgfalt bei der Herstellung kann die Wirkung in ihrer Stärke sehr unterschiedlich sein. »Das beste Opium, das man bey uns gebrauchet / ist Cambaisanum, welches schwer / dicht/ verbrennlich / und entzündlich (doch soll es keine schwarze Flammen von sich geben) am Geruch Schlaf-bringend / und übelriechend / am Geschmack bitter und scharff / an der Farb / der Aloe gleich / und das / wann mans zerbricht / glänzet und sich leicht volfiret.«[82]
Ohne moderne Analytik ist die Qualität von Pflanzenpräparaten sehr schwierig zu überprüfen. Trotzdem gab es Anhaltspunkte zur Unterscheidung der verschiedenen Qualitäten und zum Erkennen von Verfälschungen. »Das wahre Opium wird von dem verfälschten erkannt / weilen / wann man das letztere aufflöset / es den Liquorem Safrangelb färbet / wegen des beigemischten Glaucii.«[83]

---

[81] Müllern, 1685: 1145
[82] Müllern, 1685:. 1145
[83] Müllern, 1685: 1145

Der Autor schränkt allerdings ein, dass dies nicht genüge, da das indische Opium auch von gelber Farbe sei. Zudem könne das Opium mit andern »Gummen« und »Säfften« verfälscht werden.
Neben kaum wirksamen Opiumzubereitungen war der Verkauf von Teufelsdreck anstelle des Opiums gang und gäbe. Äusserst dreiste Händler verkauften präparierten Menschenkot als Opium.

Das Oel

R. Koth von einem Jüngling / und nicht von einem Knaben / tröckne ihn in der Lufft / oder einem Ofen / bey gelindem Feuer / dann destillir ihn durch einen Alemb., erstlich mit gelindem Feuer / so gehet das Phlegma, dann kommet mit denen andern Geistern auch das Oel.[84]

Hexenflüge und Tierverwandlungen

»... dies allein möge genügen gegen die,
welche solche körperlichen Ausfahrten entweder ganz leugnen
oder doch zu behaupten versuchen,
sie geschähen nur in der Einbildung und Fantasie.«[85]

Um die Existenz der Hexenflüge zu beweisen, erzählt uns der »Hexenhammer« folgende Geschichte:
»In der Stadt Waldshut am Rhein, in der Diözese Konstanz, lebte eine Hexe, die den Einwohnern sehr verhasst war und auch zu einer Hochzeitsfeier nicht eingeladen wurde, während doch fast alle Einwohner derselben beiwohnten. Voll Zorn und Rachbegierde ruft sie den Dämon an und sagt ihm den Grund ihrer Traurigkeit, bittet auch, dass er einen Hagel erregen und alle Leute im Hochzeitszuge damit

84 Müllern, 1685: 1294
85 Sprenger/Institoris, 1993, Teil II: 49

treffen möchte. Jener sagte zu, hob sie hoch und führte sie vor den Augen einiger Hirten durch die Luft hinweg, zu einem Berg nahe der Stadt. Da ihr, wie sie später gestand, das Wasser fehlte, um es in eine Grube zu giessen, da liess sie selbst in die Grube, die sie gemacht hatten, ihren Urin an Stelle des Wassers hinein und rührte das nach der gewöhnlichen Sitte in Gegenwart des Dämons mit dem Finger um. Dann warf der Dämon die feuchte Masse plötzlich in die Luft und schickte einen Hagelschlag mit gewaltigen Schlossen, aber bloss über die Hochzeitler und Städter. Als diese dadurch auseinander gejagt waren und sich dann gegenseitig über die Ursache besprachen, kehrte die Hexe nach der Stadt zurück, weshalb der Verdacht noch mehr bestärkt ward. Als aber jene Hirten berichtet, was sie gesehen hatten, da wuchs der Verdacht gegen die Verbrecherin gewaltig. Sie ward also verhaftet und gestand, dass sie jene Tat deshalb verübt hätte, weil sie nicht eingeladen worden war. Wegen vieler anderer Hexentaten, die sie vollbracht hatte, ward sie eingeäschert.«[86]

Der »Hexenhammer« überlässt es unserer Fantasie, wie genau diese mit Hilfe der Dämonen verursachten Levitationsphänomene und anderen Künste der Hexen zustande kamen. Auch ob sich die Frauen für alle Arten des Ausfahrens salbten und wie sie dies zu tun pflegten, erklärt der »Hexenhammer« nicht. Auskunft über die Beschaffenheit solcher Salbe erhalten wir von Zeitgenossen, die sich der Naturwissenschaft verschrieben hatten.

Hartliebs Rezeptur von 1456 gibt an, dass die Salbe mit welcher Bänke, Stühle, Rechen oder Ofengabeln bestrichen wurden, um darauf durch die Lüfte fahren zu können, aus sieben Kräutern, Vogelblut und Tierschmalz hergestellt wird. Seinen alchemistischen und kabbalistischen Anschauungen folgend wird jedes einzelne Kraut an dem Tag gepflückt, der ihm zugeordnet wird. Entsprechend den Wochentagen und ihren Planetenzuordnungen wurde verschiedentlich der Versuch einer botanischen Identifikation unternommen, mit stark abweichenden

[86] Sprenger/Institoris, 1993, Teil II: 50

Wie das faren in den lüften zugang.

Zu sölchem farn nützen auch man und wib, nemlich die unhulden ain Salb die haist ›unguentum pharelis‹, die machen sy uss siben krewtern und prechen yegliches krautt an ainem tag, der dann demselben krautt zugehört, als

am suntag prechen und graben solsequin,
am mentag lunariam,
am eretag verbenam,
am mittwochen mercurialem,
am pfintztag barbon jovis,
am freytag capillos veneris.

Daruss machen sy dann salben mit mischung ettlichs plütz von vogel, auch schmaltz von tieren, das ich als nit schreib, das yemant darvon sol eeregert werden. Wann sy dann wöllen so bestreichen sy penck oder seüll rechen oder ofengabeln und faren dahin. Das alles ist rechet nigramantia und vast gross verboten.[87]

Resultaten. Rätsel gibt auch der fehlende Samstag auf. Zur genauen Reproduktion der Salbe fehlen die Angaben zum siebten Kraut und die genaue Identifikation der sechs erwähnten Pflanzen. Diese Ungenauigkeit verleitet zu Spekulationen. Welche sieben Kräutern die »Unhulden« zur Herstellung ihrer Salben benutzt haben, bleibt uns verborgen.
Bekannte und weniger bekannte Überlieferungen von Rezepten zur Produktion von Flugsalben bereiten die gleichen Schwierigkeiten. So auch die Räucherungen des Agrippa von Nettesheim (1468 – 1535) aus dem Receptarium diabolicum, dessen Hexenrezepte in verschiedensten Variationen verbreitet wurden. Teufelsdreck, Schierlingssaft, Bilsenkraut, Sandelholz und Mohn sollen in genügender Menge fähig sein, Dämonen und aussergewöhnliche Dinge erscheinen zu lassen. Angesichts der potentiell tödlichen Wirkung des Schierlings, Bilsenkrauts und Mohns spielt die Dosis eine extrem wichtige Rolle.

---

87 Kuhlen, 1983: 339

Similiter dicunt, si ex radice cannae ferulae [Teufelsdreck] cum succo cicutae [Schierlingssaft] et hyoscyami [Bilsenkraut] et tassi barbabassi, sandalo rubeo [Rotes Sandelholz], papavere nigro [Mohn] facta confectione fiat suffitus, facit apparere daemones et figuras extraneas.[88]

Ebenso wichtig wie die Dosierung ist das Zusammenspiel der Wirkungen der einzelnen Drogen, die aufgrund ihrer unterschiedlichen Angriffsorte im menschlichen Organismus eine Gesamtwirkung hervorrufen. Dieses Zusammenspiel einzelner Wirkstoffe birgt wohl das Geheimnis der Hexenflüge und der hierfür benutzten psychoaktiven Stoffe in sich. Pharmakologisch betrachtet, sind Hexenflüge und Tierverwandlungen das Produkt einer breit gefächerten Überflutung der Rezeptoren des menschlichen Nervensystems. Die Art der Zusammenstellung psychoaktiv wirksamer Pflanzen ist grundlegend. Bis heute konnte keine natürliche Substanz entdeckt werden, die ein solch breit gefächertes Erleben ermöglicht. Monopräparate einzelner Stoffe zeigen andere Wirkungen als Kombinationspräparate. Nur ein Zusammenspiel möglichst verschiedener sich in ihrer Wirkung potenzierender Stoffe birgt die Möglichkeit, exogen induzierte aphrodisische Ekstasen und Reisen in Zauberwelten herbeizuführen.
Geschichten von Hexenflügen und Tierverwandlungen berichten durchaus auch von praktischen Aspekten dieser Reisen und Verwandlungen. Die Möglichkeit der Verwandlung verhalf dem Wissenden dazu, sich in brenzligen Situationen in ein Tier zu verwandeln und unerkannt zu verschwinden, nachdem er Streit angezettelt hatte: »Ein Hexenmeister im Kanton Bern, Niklaus Lyb, der einst, als zwei Gemeinden ihren Grenzstreit durch ein Wettkugelschieben entscheiden wollten, die Kraft der einen Partei, die schon im Siegen begriffen war, zu Gunsten der andern lähmte, machte sich einst zum Wolfe, und als man ihn in das Wolfsgarn lockte, flog er als Krähe fort.«[89]

---

88 Kuhlen, 1983: 338
89 Keckeis, 1995: 289

Die heimlichen Beschaffenheiten

»Sie [die Frauen] sagen, dass sie sich einsalben.
Sobald sie eingesalbt sind, glauben sie Katzen zu sein,
aber das ist falsch, denn ihre Körper verändern sich nicht,
so dass sie sich dies nur einbilden ...«[90]

Die Inhaltsstoffe von Hexenpflanzen zeigen mehrheitlich psychogene Wirkungen. Werden überlieferte Beschreibungen von Hexenerlebnissen mit den Vergiftungssymptomen der einzelnen Pflanzen verglichen, können diese Einbildungen der Hexen durchaus als pharmakologisch bedingt, eingeordnet werden.

»Dann geschieht es auch durch Gaukelei der Hexer, wie Giulelmusa a. O. von einem Manne erzählt, der glaubte, er würde zu gewissen Zeiten in einen Wolf verwandelt, wo er sich in Höhlen verbarg. Denn dorthin ging er zu bestimmten Zeiten, und während er ruhig darin blieb, schien es ihm, dass er zum Wolfe geworden sei, umherlaufe und die Kinder zerrisse; er glaubte fälschlich, er wandle träumend umher, während das in der Tat nur ein Dämon wirkte, der einen Wolf besessen gemacht hatte; und er blieb so lange geistesgestört, bis man ihn geraubt im Walde liegen fand. Daran ergötzt sich der Dämon, dass er den Irrtum der Heiden, welche glaubten, Männer und alte Weiber würden in Tiere verwandelt, wieder auffrischt.«[91]

Nicht der Dämon, sondern eher eine pharmakologische Wirkung lässt den armen Mann glauben, ein Wolf zu sein. So verursacht beispielsweise der Wirkstoff Aconitin des Eisenhuts, ein Kribbeln auf der Haut und lässt in der Kombination mit den Tropanalkaloiden des Bilsenkrauts den Probanden glauben, ihm wüchsen Haare, und er würde sich tatsächlich in ein Tier verwandeln.

---

[90] Eines der ersten Zeugnisse über Hexenflüge aus der Zeit des Spätmittelalters findet sich in einer Predigt aus dem Jahre 1427 von Bernhard von Siena, eines Priesters des Franziskanerordens.
[91] Sprenger/Institoris, 1993, Teil I: 156 f

Die Kräfte, die Pflanzen innewohnen, sind den Menschen seit Jahrtausenden wohlbekannt und wurden nicht immer nur zum Wohle eingesetzt. Eine Reihe narkotisch wirksamer Pflanzenstoffe eignen sich zur Herbeiführung der überlieferten Wirkungen so genannter Hexensalben. Ganz besonders geeignet sind die Mitglieder der Nachtschattengewächse, die Tropanalkaloide enthalten.
Eine Überdosierung mit Tropanalkaloiden, Opium und andern psychoaktiv wirksamen Hexenpflanzen führt neben körperlichen Symptomen auch zu psychisch-geistigen Symptomen. Diese können je nach Mengenverhältnissen unterschiedlich sein.

Ob nun wirklich geistige Dämonen am Werk waren oder ganz einfach eine Vergiftung mit Opium (Träume von Tieren) und einem alkaloidhaltigen Nachtschattengewächs vorlag, wenn die Hexen von ihren Flügen berichteten, konnten und wollten die Inquisitoren nicht feststellen, es war um einiges einfacher, den gängigen volkstümlichen Glauben aufrecht zu halten und gleichzeitig für eigene Zwecke zu nutzen. Am einfachsten war es wohl, über einen erhöhten und missbräuchlichen Arzneimittelkonsum hinwegzusehen, ohne genau untersuchen zu müssen, ob der angebliche Wolf oder der Augenzeuge möglicherweise unter dem Einfluss einer zu hohen Dosis Hämorrhoiden-, Rheuma- oder Schlafsalbe stand. Denn so »frommt es wohl, einzusehen, dass die jetzigen Hexen durch die Macht der Dämonen öfters in Wölfe und andere Bestien verwandelt werden. Aber der Canon spricht von wirklicher und eigentlicher Verwandlung, nicht von einer gedachten.«[92]

92 Sprenger/Institoris, 1993, Teil I: 14

Auszüge aus dem homöophatischen Arzneimittelbild

Belladonna

Geist, Gemüt: Patient lebt in seiner eigenen Welt, beschäftigt mit Erscheinungen und Visionen, vergisst die ihn umgebenden Realitäten. Während die Netzhaut unempfindlich ist gegenüber tatsächlichen Gegenständen, umdrängen ihn Gesichtshalluzinationen, die aus seinem Innern kommen. Er ist hellwach u. wird verrückt gemacht durch eine Flut subjektiver Gesichtseindrücke und fantastischer Illusionen. Halluzinationen; sieht Monstren, schreckliche Gesichter, Delirium; entsetzliche Bilder ...[93]

Hyoscyamus

Geist, Gemüt: Sehr argwöhnisch. Redselig, obszöne, geile Manie, entblösst den Körper; eifersüchtig, töricht. Grosse Lustigkeit; geneigt, über alles zu lachen. Delirium mit dem Versuch wegzulaufen. Leise, murmelnde Sprache; dauerndes Flockenlesen, tiefer Stupor.[94]

Stramonium

Geist, Gemüt: Feierliches, ernstes, eindringliches und unaufhörliches Reden. Geschwätzig, redselig, lachend, singend, fluchend, betend, reimend. Sieht Gespenster, hört Stimmen, spricht mit Geistern. Rascher Wechsel von Fröhlichkeit zu Trauer. Heftig und unzüchtig. Täuschungen über die eigene Identität; hält sich für gross, doppelt, glaubt, dass ein Teil fehlt. Religiöse Manie. Kann keine Einsamkeit oder Dunkelheit ertragen; muss Licht und Gesellschaft haben. Anblick von Wasser oder glitzernden Dingen führt zu Krämpfen. Delirium mit dem Verlangen zu entfliehen.[95]

---

93 Boericke, 1991: 88
94 Boericke, 1991: 263
95 Boericke, 1991: 474

Opium

Schlaf: Starke Benommenheit. Fällt in schweren, stupiden Schlaf. Tiefes Koma. Aufhören der Atmung beim Einschlafen. Koma vigilans. Zupfen am Bettzeug. Sehr schläfrig, aber kann nicht einschlafen. Ferne Geräusche, krähende Hähne usw. halten Patienten wach. Kind träumt von Katzen, Hunden, schwarzen Figuren. Bett scheint so heiss, kann darin nicht liegen. Angenehme, phantastische, amouröse Träume. Schüttelndes Frösteln; dann Hitze mit Schlaf und Schweiss. Durst nur bei Hitze.

Rücken/ Extremitäten: Geschwollene Halsadern. Schmerzlose Paralyse. Gliederzucken. Taubheit. Zuckungen, als ob Flexoren zu stark arbeiteten, Konvulsionen. Verschlimmerung: von blendendem Licht; Kälte der Glieder.[96]

Aconitum

Schlaf: Alpdrücken, Nächtliches Toben. Ängstliche Träume. Schlaflosigkeit mit Unruhe und Umherwerfen. Fährt hoch im Schlaf. Lange Träume mit Beklommenheit in der Brust.

Haut: Rot, heiss, geschwollen trocken, brennend. Nesseln wie bei Masern, Gänsehaut, Ameisenkribbeln u. Taubheit. Frösteln und Ameisenlaufen den Rücken herunter. Pruritis.

Extremitäten: Taubheit und Vibrieren; schiessende Schmerzen; eisige Kälte und Unempfindlichkeit von Händen und Füssen. Gefühl von Lahmheit in den Armen wie von Prellung, Schwere, Taubheit … Gefühl, als ob Wassertropfen an den Oberschenkeln hinuntertröpfelten.

Männl. Genital: Krabbeln und Stechen in der Eichel. Hoden wie geprellt, geschwollen, hart, Häufige Erektionen u. Ejakulationen. Schmerzhafte Erektionen.

Weibl. Genital: Vagina trocken, heiss, empfindlich … Wilde Erregung beim Aufkommen der Menses.[97]

---

96 Boericke, 1991: 377
97 Boericke, 1991: 8

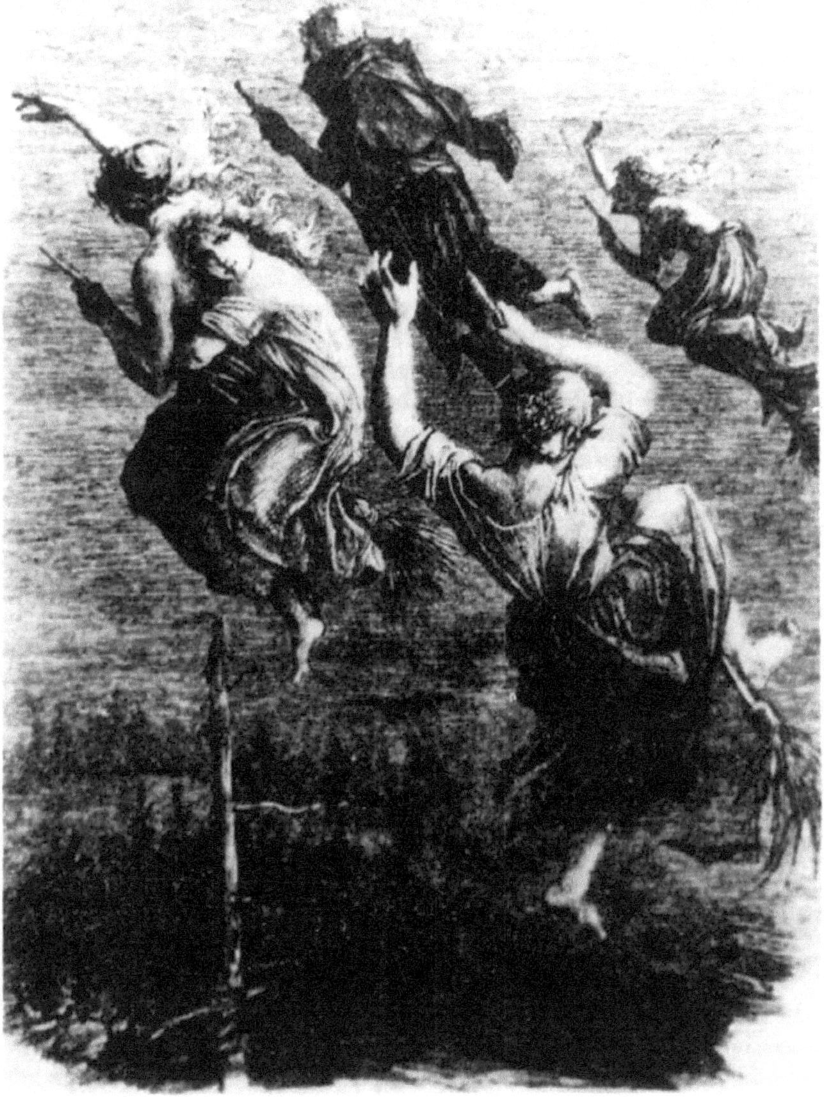

»Hexenritt« (aus Rueb, 1997)

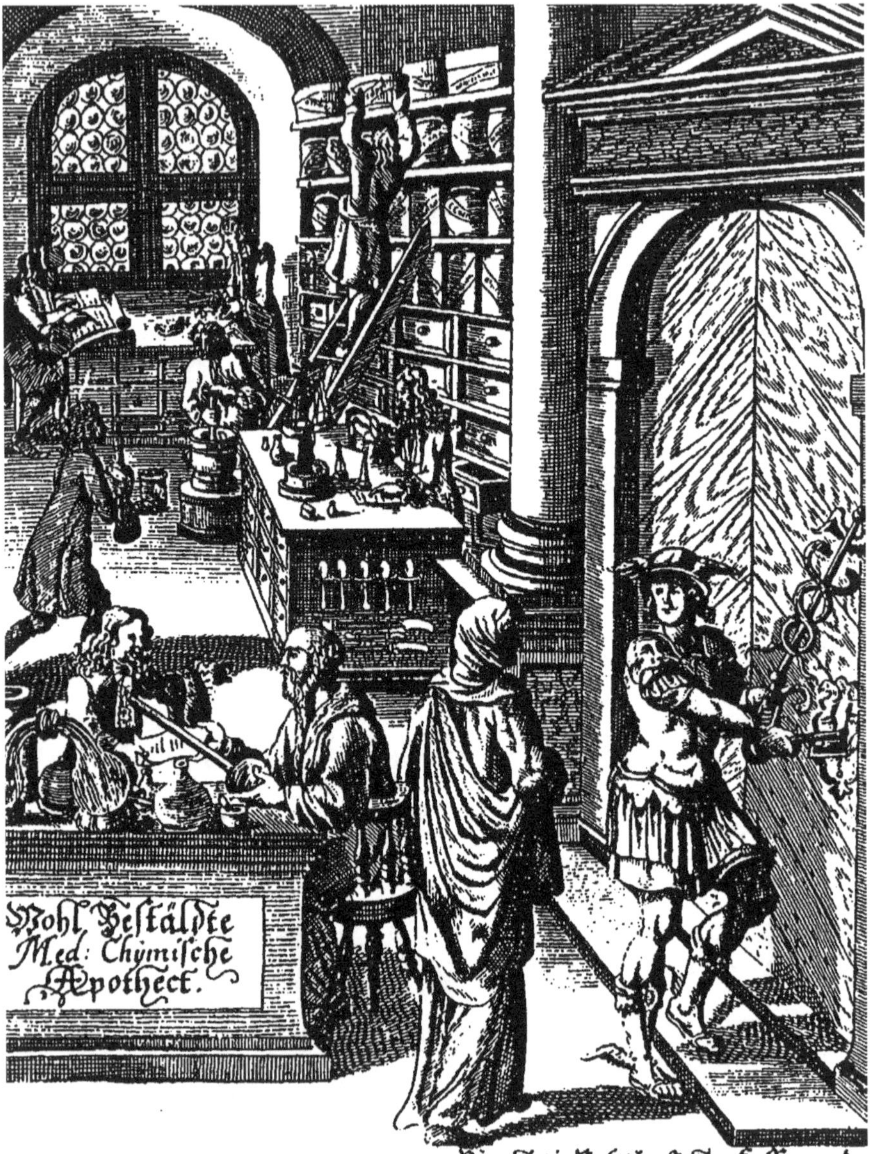

»D. Johann Schröders trefflich // versehene Medicin // Chymische Apotheke«
(MÜLLERN, 1685, Titelblatt)

»... keines redlichen Mannes Arbeit in Herausgabe nützlicher Handbücher wird im geringsten getadelt. Nur der gemeine Mann kennt entweder die, obwohl einheimische Kräuter nicht, oder kann sie nicht überall, und zu jeder Jahrszeit, und also in der Noth und auff den Stutz haben, oder weiss mit Destilliren nicht umzugehen, oder mag und kann Mühe und Unkosten nicht daran wenden. Diese meine (so genannte) Dreckapotheke aber steht Tag und Nacht, Winter und Sommer offen, so auch mehrentheils von jedem in der Eile, ohne Beschwerde und Unkosten (ist nicht eins, so ists das andere) zu kriegen und zu machen.«[98]

Hexenmedizin ist alte traditionelle Medizin. Alte Kräuterbücher beschreiben nicht nur Kräuter, sondern vielmehr Arzneimittel. Eine ausserordentliche Reichhaltigkeit von Angaben zu Heilwirkungen von Kräutern, Chemikalien und daraus bereiteten Arzneimitteln erklärt deren Gebrauch als Heilmittel. Botanische Beschreibungen und Anleitungen zur Gewinnung kommen nur in dem Masse vor, als sie für Heilzwecke notwendig erscheinen.

Rezeptarien und Kräuterbücher

Die Entwicklung der Rezept- und Kräuterbuchliteratur ist eng mit dem Verlauf der Entwicklung der Medizin im Mittelalter verknüpft. Seit Gründung der ersten medizinischen Fakultäten an den Universitäten im 11. Jahrhundert wurde das medizinische und naturwissenschaftliche Wissen der Antike immer mehr nur noch an Söhne Höheren Standes,

[98] Dreck-Apotheke, 1986: 17

dem Klerus und damit den Klöstern vermittelt. Lateinische Übersetzungen und Bearbeitungen altgriechischer Fachliteratur bildeten die Grundlage des medizinischen Wissens. Die Unterrichtssprache war Latein. Der lateinischen Sprache nicht mächtig und ohne Vermögen konnte das Volk seine Söhne und Töchter nicht an eine Universität schicken. In der Ausübung der ärztlichen Praxis überwogen bald einmal die Mönche und Priester oder sie wohnten von Amtes wegen der ärztlichen Untersuchung bei. Diese neuen Ärzte waren keine Ärzte des Volkes, sondern Gelehrte, die ihre Anstellung vor allem in der Oberschicht und bei Hofe fanden. Da sie keine Ahnung von den Sorgen und Nöten des gemeinen Volkes hatten, holte sich das Volk weiterhin bei den Fahrenden und Kräuterfrauen medizinischen Rat, zumal diese auch mit Naturalien bezahlt werden konnten.

Mit dem Vorrücken der christlichen Kirche nach Norden wurde die mittelalterliche Heilmittelkunde vom Mittelmeer über die Alpen gebracht. Die in der Heilmittelliteratur der Antike und Araber beschriebenen Pflanzen waren in der nördlichen Flora aufgrund der klimatischen Unterschiede oft nicht heimisch. Um auch nördlich der Alpen von den beschriebenen Heilwirkungen profitieren zu können, wurden einheimische Kräuter mit ähnlicher Wirkung gesucht, und es wurde begonnen, die fremden Heilkräuter zu kultivieren. Dieser Aufgabe nahmen sich vor allem die Klöster an. Im Klostergarten St. Gallen wurden bereits um 820 nach Christi 16 verschiedene Arzneipflanzen gezogen. Schriften wie die der Äbtissin Hildegard von Bingen förderten die Kenntnis der Heilpflanzen und ihres Anbaus beträchtlich. Immer häufiger legten Klöster und Krankenhäuser Arzneipflanzengärten an, sodass sich schon bald germanisches mit antikem und römischem Wissen vermischte und nach und nach Allgemeingut wurde.
Allmählich wuchs das Bedürfnis nach allgemein verständlichen Arzneibüchern, in denen sich alle Rat holen und Genaueres über die Wirkungen von Arzneipflanzen erfahren konnten.

»... Es verwundere sich aber der geneigte Leser nicht / dass ich mich unterstanden / solches in unserer Teutschen Mutter-Sprach heraus zugeben / in Betrachtung ich dadurch nichts anderes gesuchet als meinen Neben-Christen / dem Christlichen Gebot nach / dadurch zu dienen / und an die Hand zugehen. Dann / wie schon gedacht und auch bekannt / viele dieser edlen Kunstzugethan seyn / die der Lateinischen Sprach nicht recht mächtig / ermelte Bücher auch nicht recht verstehen / und mit Nutzen lesen können, selben allein zu Lieb / hab ich diese Arbeit auf mich genommen / und nicht Ehre halber geschrieben / welches alle diejenige / die mich kennen / in meinem Nahmen bezeugen werden. So bin ich über das noch von vielen vornehmen und gelahrten Personen gebethen / angefrischet / und gleichsam gezwungen worden / ermelte Arbeit auszufertigen / als habe / wegen willigster Dienstleistung selben nicht aus Händen gehen sollen.
Es werden zwar ihrer viel dieses Buch mit neidischen und missgünstigen Augen ansehen / dass ich dergleichen edle Kunst Teutsch heraus gegeben / und also ihrer Meinung nach die Perlen vor die Schweine geworffen. Allein selbe neidische Nahmen-Christen wissen / dass andere Nationen dergleichen vor uns gethan; Schreibet nicht der edle Engländer Boyle auch in seiner Mutter-Sprach / und zwar von noch subtilern Sachen? Was thut nicht das kluge Niederland? Was nicht das subtile Frankreich / und scharffsinnige Welschland? Alle schreiben in ihrer angebornen Sprache von der Weltweissheit / der Arzney-Kunst und andern hohen Wissenschafften. Sollte dann unsere Teutsche Helden Sprach dergleichen nicht auch thun dürffen? Kurtz! Lass dir die Strahlen Christlicher Liebe die neidischen Dünste aus deinem Gehirne treiben / so wirst du keine andere Antwort von mir begehren.«[99]

Mit Beginn der Buchdruckerkunst kamen Übersetzungen und deutsche medizinische Bücher in Umlauf, die es dem Volk nun auch erlaubten, gelesen und verstanden zu werden. Da schon zu Beginn des Buch-

---

99 Müllern, 1685: 2

drucks kopiert wurde, blühte der Markt mit Nachahmerpräparaten seriöser und anderer Arzneimittelhersteller und Vertreiber. Vor Missbrauch durch Scharlatane versuchten sich seriöse Anbieter mit offiziellen Bewilligungen zu schützen. Um eine solche Bewilligung ersuchte der Kunst- und Buchhändler D. Johann Schröder in einem Brief am 31. Juli anno 1684 und bat die staatliche Obrigkeit um die Erlaubnis des Alleinvertriebs seiner Bücher während sechs Jahren.

»Erwählter Römischer Kayser / zu allen Zeiten Wehrer des Reichs / in Germanien / zu Hungarn / Böheim / Dalmatien / Croatien und Sclavonien u. König / Erzherzog zu Oesterreich / Herzog zu Burgund / Steyr / Kärndten / Crain und Würtemberg / Graf zu Tyrol u. u. ... untertänigst zu vernehmen gegeben hat /was massen er ein Buch intituliert: D. Johann Schröders trefflich versehene Medicin-Chymische Apothec mit D. Friderici Hofmanns Schlüssel aus dem Latein in das Teutsche mit grossen Unkosten übersetzt / und solches auf eigene Kosten drucken zu lassen willens seye; mit gehorsamster Bitt / dass wir ihme zu solchem Ende / und damit von niemand erstgedachtes Buch' innerhalb den nächsten 6 Jahren nachgedruckt; und er also ausser Schaden gehalten würde / Unser Kayserlich Privilegium zu erteilen gnädigst geruhen wollten.«[100]

Der auf 1500 Seiten enthaltene von Schröder herausgegebene Arzneischatz bietet noch heute eine Fülle an Informationen über Arzneistoffe aus der Mineralien-, Metall-, Pflanzen-, Tier- und Menschenwelt, deren Anwendung im mitteleuropäischen Raum gebräuchlich und erlaubt waren. Ausser Beschreibungen der einzelnen Stoffe werden auch Gewinnung, Herstellungsmethoden und Rezepturen genauestens erklärt.

---

[100] Gesuch von Schröder um alleinige Vertriebsbewilligung seiner ins Deutsche übersetzten Medicin-Chymischen Apothec aus dem Jahre 1684; in Müllern, 1685

Pflanzenmedizin

»Die Erfahrung ist die Kenntnis von dem,
was mit Wissen erprobt wird.«[101]

Hexenmedizin ist Pflanzenmedizin. Ob es sich dabei um Salben, Trünke, Klistiere oder Räucherungen handelte, immer bildeten Pflanzen oder Teile davon die Grundlage der Rezeptur. Diese mussten wild gesammelt oder angebaut, geerntet und weiterverarbeitet werden. Hierzu waren gewisse Regeln und Vorschriften zu beachten. Eingepackt in Geschichten und rituelle Handlungen muteten solche Anleitungen abergläubisch und dämonisch an und wurden von der kirchlichen Obrigkeit der Hexerei zugeschrieben.
Hersteller moderner Phytopharmaka bedienen sich diesem Wissen und versuchen, ihre Pflanzenextrakte mit möglichst einfachen Mitteln zu standardisieren. Hierbei spielen der Zeitpunkt des Anbaus, die Förderung hochwirkstoffhaltiger Pflanzen und die schonende Verarbeitung noch heute eine grosse Rolle.

Gewinnung von Arzneipflanzen

Als Arzneipflanzen werden einheimische und ausländische Pflanzen bezeichnet, die erfahrungsgemäss (Volksmedizin) oder aufgrund naturwissenschaftlicher Untersuchungen (Wissenschaftliche Medizin) zu Heilzwecken verwendet werden. Die Herstellung von Arzneipräparaten erfolgt vorwiegend aus frischem oder getrocknetem Pflanzenmaterial wie: Wurzel, Wurzelstock (Rhizom), Knolle, Rinde, Spross, Blatt, Kraut (ganze Pflanze ohne Wurzel), Blüte, Frucht und Samen.
Die zu bestimmter Zeit gesammelten und schonend haltbar gemachten Pflanzenteile, die als Arzneimittel Verwendung finden, werden in der

[101] Paracelsus; in: Aschner, 1993, Teil I: 516

pharmazeutischen Fachsprache als Drogen bezeichnet. Der Ursprung des Wortes »Droge«, liegt im Mittelalter und wurde mehrheitlich für wohl riechende, getrocknete Stoffe pflanzlichen oder tierischen Ursprungs verwendet.
Die Gewinnung der Rohstoffe war durch genaue Regeln vorgegeben. Diese für uns mystisch und fremd anmutenden Rituale hatten, bevor es Gentechnologie gab, durchaus ihre Berechtigung. Um nämlich den höchst möglichen Wirkstoffgehalt einer Pflanze zu erreichen, müssen bestimmte Dinge beachtet werden. Der Wirkstoffgehalt ist unter anderem wesentlich vom Entwicklungsstadium der Pflanze abhängig. Erntetermine der einzelnen Pflanzenteile können folgendermassen zusammengefasst werden:

Wurzeln und Wurzelstöcke	vom Spätherbst bis Winterende
Rinden	im Frühjahr (Beginn des Saftstroms)
Blätter und Kraut	zu Beginn oder während der Blüte
Blüten	kurz nach dem Aufblühen
Samen und Früchte	kurz vor oder mit Erreichen der Vollreife

Die Pflanzenteile sollten sofort nach der Ernte getrocknet oder frisch weiterverarbeitet werden, damit keine Schädigung oder Zerstörung der Wirkstoffe durch Enzyme und Mikroorganismen eintritt. Drogen sollten trocken, verschlossen und möglichst unzerkleinert aufbewahrt werden, da die Lagerfähigkeit mit steigendem Zerkleinerungsgrad und Wassergehalt sinkt. Es empfiehlt sich, Arzneipflanzen nicht länger als ein Jahr auf Vorrat zu halten. Ausser bei langsam wachsenden Wurzeln und Rinden können die Pflanzen entsprechend ihrem Wachstumsrhythmus jährlich frisch geerntet und aufbereitet werden.

Naturheilkunde

Der Pflanzenheilkunde, wie sie unsere Vorfahren betrieben haben, wird seit wenigen Jahren wieder vermehrt Beachtung geschenkt. Schön farbige, industriell hergestellte Pflanzendragees und Tabletten mit standardisierten Extrakten finden mehr und mehr Einzug in den therapeutischen Alltag der Hausarztmedizin. Volksmedizin, Alternativmedizin, Biologische Medizin, Erfahrungsmedizin, Ganzheitsmedizin, Komplementärmedizin, Naturheilkunde und andere Begriffe werden mit Vorliebe zur Bezeichnung diagnostischer und therapeutischer Massnahmen benutzt, die sich von der an den westlichen Universitäten gelehrten Medizin unterscheiden oder mit deren Denkschemata nicht verstanden werden können. Es entsteht der Eindruck, es handle sich um entgegen gesetzte Behandlungsmethoden. Die naturwissenschaftliche Medizin versucht, den Eindruck zu erwecken, bei jeder von ihr eingesetzten therapeutischen Massnahme sei der Effekt bekannt und nachvollziehbar. Meist handelt es sich um einen nach den Regeln der Naturwissenschaft reproduzierbaren Erfahrungswert. Ebenso betrieben aber die alten Ärzte und Heiler ihre Kunst auf der Basis einer Wissenschaft, nach deren Regeln sie die für sie wichtigen Erfahrungswerte ermittelten.

Zur Signaturenlehre

Eine beliebte Arzneimittellehre unserer Vorfahren war die Signaturenlehre. Die Lehre ergab sich aus der magischen Vorstellung der alten Ärzte von der Kraft des Gleichen und des Übereinstimmenden. Diese zeichnete sich dadurch aus, dass bestimmte natürliche Kennzeichen pflanzlicher und tierischer Drogen als wegweisend zur Behandlung ähnlich aussehender krankhafter Veränderungen angesehen wurden.
Bestimmte pflanzliche und tierische Drogen galten als von der Natur gekennzeichnet, um ähnlich aussehende krankhafte Veränderungen günstig beeinflussen zu können. So sollen die Lippen ähnlichen Blüten

der Taubnessel[102] aufgrund ihrer Ähnlichkeit mit dem weiblichen Genital bei Weissfluss und anderen weiblichen Unpässlichkeiten Hilfe leisten. Die grössere Doppelknolle der Wurzel des Knabenkrauts galt in alten Zeiten als Potenz fördernd, die kleinere als Potenz hemmend. Paracelus (1493 – 1541) sah eine Übereinstimmung zwischen der warzigen Haut eines Froschen und den Geschwüren der Pest: »Warum ist der Frosch dazu geschaffen, eine Arznei bei der Pest zu sein? Er hat die Signatur dazu. Wie abscheulich die Pest ist, siehe, so abscheulich ist auch der Frosch.«[103] An anderer Stelle erklärt Paracelsus näher wie der Frosch heilt. »Der Frosch, von welcher Art und Farbe er auch ist, zieht das Gift der Pest aus, wenn er an die Schenkelbeuge vor Sonnenaufgang gebunden wird.«[104]

Zur Humoralpathologie

Wie das Feuer hat auch die gelbe Galle
Beziehungen zu den Qualitäten trocken und heiss.
Wie die Erde hat auch die schwarze Galle
Beziehungen zu den Qualitäten trocken und kalt.
Wie das Wasser hat auch der Schleim
Beziehungen zu den Qualitäten kalt und feucht.
Wie die Luft hat auch das Blut
Beziehungen zu den Qualitäten heiss und feucht.

Um eine Übersicht über die Mannigfaltigkeit der Naturerscheinungen zu gewinnen und ein Maximum an Fragestellungen durch ein Minimum an Hypothesen erklären zu können, wurde die Theorie der Humoralpathologie entwickelt, die alles in einem Viererschema zusammenfasst. Ein solches Hilfsmittel wurde im Altertum aber keineswegs doktrinär behandelt. Erst später wandten verschiedene medizinische und philo-

---

102 Rippe u.a., 2001: 155
103 Aschner, 1993, Teil I: 657
104 Aschner, 1993, Teil I: 655

sophische Richtungen die als Arbeitshypothesen gedachten medizinischen Schemata stur an, was teilweise bis heute so geblieben ist und zur Zeit mit Hilfe chinesischer, tibetischer und ayurvedischer Heilmethoden einen Boom erlebt. Von der westlichen Medizin enttäuschte Patienten wenden sich immer öfters modernen Humoralpathologen und Signatur-Gelehrten ohne medizinischen Hintergrund zu. Leider oftmals erfolglos, da die Behandlung ebenso beschränkt, unflexibel und methodisch stur erfolgt, wie die des auf Instrumente und Apparate fixierten, labortechnisch gut gebildeten Schulmediziners. Fazit: Der Mensch bleibt häufig auf der Strecke.

Nach der Viersäftelehre der Humoralpathologie[105] enthält der Körper des Menschen Blut, Schleim, gelbe und schwarze Galle. Diese Stoffe bestimmen die Konstitution des Körpers. Ein Mensch ist dann gesund, wenn ihre gegenseitige Mischung, Wirkung und Menge sich im Gleichgewicht befinden und eng miteinander verbunden sind. Krankheit entwickelt sich, indem sich die Säfte voneinander trennen oder in zu grosser oder zu geringer Menge vorhanden sind. Sobald sich einer der Säfte an einer bestimmten Stelle anreichert und so eine andere leer lässt, entsteht ein Ungleichgewicht und es stellen sich Schmerzen und Beschwerden ein.

Im Kampf gegen die Krankheit besteht die Kunst des Arztes in der richtigen Auswahl, Dosierung und zeitgerechten Verordnung der Gegenmassnahmen. Auch der Kranke selbst kann durch seine Lebensweise zu der erwünschten Ausgeglichenheit beitragen. Die Lehren des Hippokrates bauen sich auf Erfahrung und genauer Krankenbeobachtung auf. Für den hippokratischen Arzt war die auf Erfahrung beruhende Prognose etwas vom Wichtigsten. Um ein Heilmittel richtig anwenden zu können, musste der Arzt nicht nur die im Heilmittel vorherrschenden Qualitäten kennen, sondern auch deren Grad der Intensität. Krankheiten entstehen aus einem Überschuss oder Mangel an Wärme, Kälte, Feuchte und Trockenheit. Eine fieberhafte Erkrankung wurde je nach geschätzter Höhe des Fiebers mit unterschiedlichen Arzneimitteln be-

---

[105] Von Galenos aus Pergamon (129 bis zirka 200 nach Christus)

handelt. Leicht erhöhte Temperatur erforderte Heilmittel, welche kalt im 1. Grade, das heisst von noch unmerklicher Wirkung waren; stieg die Temperatur weiter an, waren solche, die kalt im 2. Grade und von offenkundiger Wirkung waren, erforderlich. Eine heftige Wirkung wurde von Medikamenten 3. Grades erwartet und in schweren Fällen war der Einsatz von Arzneimitteln des 4. Grades, die dann von vollständiger Wirkung waren, nötig. Bei der Behandlung von Krankheiten, welche eindeutig durch Abweichungen im Bereiche der Qualitäten verursacht wurden, hielten sich sowohl die naturwissenschaftlich gebildeten Ärzte als auch die volksmedizinisch tätigen Heilkundigen gewissenhaft an diese Regel. War auch nach Einsatz von Medikamenten des 4. Grades kein allzu grosser Erfolg zu sehen, wurden zur Vorbereitung des Körpers auf weitere medikamentöse Therapien ausleitende Massnahmen ergriffen. Wenn heute von Blockaden, Therapieresistenz gesprochen wird, wurde dies in vergangenen Zeiten unter dem Begriff »obstructio« zusammengefasst. Je nach Vorstellung des Grundes für die Blockade wurde diese mit den entsprechenden Arzneimitteln zu lösen versucht. Hierzu gehörten die oftmals nicht sehr angenehmen Brech- und Abführkuren ebenso wie der Aderlass zur Beseitigung von dickem Blut.

Besonderheiten pflanzlicher Arzneimittel

Pflanzliche Arzneimittel sind Heilmittel, die wirksame Stoffe aus Pflanzen, Pflanzenteilen oder Zubereitungen aus diesen enthalten. Die Zubereitungen reichen von Tee, Pulver, Tinkturen und Spezialextrakten mit allen hieraus denkbaren Kombinationen bis hin zu homöopathisch potenzierten Arzneimitteln und Blütenessenzen (zum Beispiel nach Dr. Edward Bach), in welchen mit gängigen chemisch-analytischen Methoden keine Moleküle nachgewiesen werden können.

Aus Arzneidrogen und Frischpflanzen lassen sich unterschiedliche pflanzliche Zubereitungen herstellen. Je nach angewendetem Verfahren unterscheidet sich das Inhaltsstoffspektrum der Produkte. Im Gegensatz zum Wirkstoff eines chemischen Arzneimittels besteht der Wirkstoff eines modernen pflanzlichen Arzneimittels, eines Phytopharmakons, aus einer pflanzlichen Zubereitung. Heute handelt es sich meist um einen Extrakt. Die Inhaltsstoffe pflanzlicher Extrakte können, obschon aus ein und derselben Pflanze hergestellt, stark voneinander abweichen. Entscheidend hierfür ist zunächst einmal der Pflanzenteil, der Verwendung findet. In Blättern, Rinden, Blüten, Früchten, Samen und Wurzeln sind jeweils andere phytochemische Inhaltsstoffe angereichert. Je nach Lösungsmittel, das zur Extraktion verwendet wird, können andere Inhaltsstoffe aus dem gewählten Pflanzenteil herausgelöst werden. Mit Wasser als Lösungsmittel können die wasserlöslichen, mit Alkohol die fettlöslichen Stoffe aus der Pflanze extrahiert werden. Wasser-Alkohol-Gemische lösen in Abhängigkeit ihres Mischungsverhältnisses sowohl die wasser- als auch die fettlöslichen Inhaltsstoffe. Pflanzliche Zubereitungen unterscheiden sich in ihrem Wirkspektrum auch aufgrund der weiteren Behandlungsschritte des Extraktes.

Als Beispiel diene der Senf. Wird eine Senfblüte auf Quellwasser gelegt und in die Sonne gestellt, entsteht eine Bachblütenessenz. Diese soll das Interesse an Situationen der Gegenwart stärken. Werden die Samen derselben Pflanze eingenommen, fördern diese die Verdauung, und gemahlen als Umschlag, lindern sie durch Hautreizung rheumatische Schmerzen oder helfen bei der Entgiftung des Körpers.

Zu guter Letzt hilft die Durchblutung fördernde Wirkung des Senfs auch in der Liebe. »Eine Stunde vor der Mittagsmahlzeit in Grösse einer Muskatnuss einzunehmen: Einmachung von Mannstreuwurzel, Hodenkraut: aa[106] zwei Unzen; von gebeiztem Ingwer sechs Quintel, von süssen Mandeln eine Unze; von Kermes-Latwerg ein Quintel; ferner gestossenen Rautensamen, und gestossenen Senf, drei Quintel von jedem. Diatrion piperon zwei Unzen, eine hinreichende Quantität von

---

106 Zu gleichen Teilen

der Emulawurzel; dies alles wohl zusammengerührt, gibt das gewünschte Latwerg.«[107]

Sowohl zur Herstellung von Arzneimitteln der Aroma-, Gemmo- und Phytotherapie, als auch für Homöopathika und spagyrische Essenzen werden Drogen und pflanzliche Zubereitungen mit pharmakologisch aktiven Inhaltsstoffen zu Heilzwecken verwendet.
Erst die Kenntnis der unterschiedlichen therapeutischen Nutzung von Pflanzen, macht es möglich, eine ganzheitlich abgestimmte Behandlung von Beschwerden und Krankheiten durchzuführen. Hierzu gehört

Therapie	**Wirkstoff**	**Anwendungsbereich**	**Inhaltsstoffe**
Rationale Phytotherapie	standardisierte Extrakte	Schulmedizin	je nach Pflanze unterschiedlich
Kräuterheilkunde	Pflanzenpulver, Tee und Tinkturen	Erfahrungsmedizin, Signaturenlehre	je nach Pflanze unterschiedlich
Aromatherapie	Ätherische Öle	endokrine Wirkungen psychosomatische Indikationsgebiete Infektionskrankheiten Duftstoffe	ätherische Öle
Gemmotherapie	Glycerinmazerate von jungen Trieben, Knospen, Wurzelspitzen	Drainagemittel speziell bei chronischem Krankheitsgeschehen	glycerinlösliche Inhaltsstoffe
Homöopathie	Urtinkturen, Verreibungen, Verschüttelungen	nach homöopathischem Arzneimittelbild und Leitsymptomen	Urtinkturen wie phytotherapeutische Tinktur, Potenzierungen ab D30 mit naturwissenschaftlicher Analytik keine Inhaltsstoffe mehr nachweisbar
Spagyrik	Spagyrische Essenz	Indikationsgebiete homöopathischer Tinkturen oder phytotherapeutischer Präparate	Mineralstoffe, Spurenelemente, ätherische Öle, fette Öle / Harze, Aromastoffe, Bitterstoffe, organische Säuren, Gärungsprodukte

107 Dreck-Apotheke, 1986: 80

die Ernährung und eine angemessene körperliche Betätigung ebenso, wie die Wahl des benötigten Arzneimittels. Zur Auswahl des richtigen Mittels ist es notwendig, die naturphilosophische Weltanschauung und Behandlungsrichtung, aufgrund welcher das Arzneimittel hergestellt wurde, zu kennen. Ein und dieselbe Ursprungspflanze kann in verschiedenen therapeutischen Modellen unterschiedliche Anwendungsgebiete haben oder wird entsprechend ihrer Zubereitungsart anders dosiert.
In der Homöopathie wird die Tollkirsche zur Linderung von krampfartigen Schmerzen im akuten Fall viertelstündlich verabreicht, mit einer nach phytotherapeutischen Kriterien hergestellten Tollkirschentinktur könnte diese Dosierung den Tod des Patienten durch Atemlähmung zur Folge haben.

Wichtige Wirkstoffgruppen

Der Heilwert einer Pflanze hängt weitgehend von der chemischen Zusammensetzung ihrer Inhaltsstoffe ab. Gewächse mit vorwiegend gleichen Inhaltsstoffen zeigen ähnliche Wirkungen, wobei Kombination und Menge der verschiedenen Substanzen eine wesentliche Rolle spielen. Dies führt zu einer Einteilung der Heilpflanzen in unterschiedliche Gruppen. Wenn auch die Heilkraft einer Droge nicht vollständig anhand ihres Inhaltsstoffprofils erklärt werden kann, so kann die Kenntnis der vorherrschenden Wirkstoffgruppe einen Überblick über ihr qualitatives Wirkpotential verschaffen. Daher werden heute Arzneipflanzen meist nach ihrem Gehalt an Alkaloiden, ätherischen Ölen, Gerb- und Bitterstoffen, Glykosiden, Saponinen usw. in Gruppen zusammengefasst.
Die meisten bekannten pflanzlichen Wirkstoffe sind Produkte des pflanzlichen Stoffwechsels, die nicht ausgeschieden, sondern in der Pflanze im Zellsaftraum oder in bestimmten Behältern abgelagert werden. Die Wirkstoffe kommen in der ganzen Pflanze vor oder sind in bestimmten Teilen angereichert. Medizinisch genutzte pflanzliche

Wirkstoffe entstammen zumeist diesem so genannten Sekundärstoffwechsel der Pflanze und sind je nach Pflanze verschieden. Das Wirkstoffprofil ist ein Charakteristikum der Pflanze. Die pharmakologisch aktiven Wirkstoffe machen in der Regel lediglich 0.5 bis maximal 5 % des Gesamtdrogengewichts aus, der Rest entfällt auf pharmakologisch meist nicht direkt wirksame Begleit- und Ballaststoffe. Diese haben aber insofern eine Bedeutung, als sie die Wirkung einer Droge massgelblich beeinflussen können. Die Bindung eines Wirkstoffes an Begleitsubstanzen und die daraus folgende langsamere Freisetzung desselben kann zu einer höheren Verträglichkeit mit weniger unerwünschten Wirkungen gegenüber der Einzelsubstanz führen. So können Saponine zu einer Verbesserung der Wirkstoffaufnahme führen, während Schleime dieselbe hemmen.

Der Wirkstoffgehalt kann grossen Schwankungen unterworfen sein, die hauptsächlich vom Entwicklungsstadium der Pflanze abhängen. Ebenso spielen Klima, Standort und Bodenbeschaffenheit eine nicht zu unterschätzende Rolle.

Wirkstoff-gruppe	**Eigenschaften**	**Pflanzen (Auswahl)**	**Medizinische Anwendung**
Alkaloide	• stickstoffhaltige, basische Kohlenstoffverbindungen • bilden mit Säuren gut wasserlösliche Salze • kleinste Mengen wirken auf das Nervensystem	Nachtschattengewächse, Mohn, Hahnenfussgewächse	• schmerzstillend • krampflösend • Rausch- und Genussmittel (Einige alkaloidhaltige Pflanzen fallen in gewissen Ländern unter das Betäubungsmittelgesetz und sind nicht frei erhältlich.)
Ätherische Öle:	• Stoffgemische flüssiger, leicht flüchtiger, lipophiler Pflanzeninhaltsstoffe • Hauptursache für den Geruch der Pflanzen.	Salbei, Thymian, Lavendel, Wacholder, Muskatnuss, Gewürznelke, Rosmarin, Ingwer, Fenchel, Kümmel	• Sekretion anregend • krampflösend • antimikrobiell • entzündungshemmend • Haut reizend

Wirkstoff-gruppe	**Eigenschaften**	**Pflanzen (Auswahl)**	**Medizinische Anwendung**
Bitterstoffe	• keine chemisch einheitliche Stoffgruppe • schmecken bitter • bewirken eine Erhöhung der Speichel- und Magensaftsekretion	Wermutkraut, Enzianwurzel, Tausendgüldenkraut, Bitterorangenschale	• Appetit und Verdauung anregend • Stärkungsmittel
Gerbstoffe	• wasserlösliche phenolische Verbindungen • organische Verbindungen, die tierische Haut in Leder verwandeln	Bärentraube, Myrrhe, Eichenrinde, Heidelbeere	• zusammenziehend • entzündungshemmend • antimikrobiell • Eiweiss fällend
Glykoside	• organische Verbindungen aus einem Zuckeranteil (z.B. Glukose) und einem Nicht-Zuckeranteil		• medizinische Wirkung wird durch den Nicht-Zuckeranteil gegeben, der verschiedenen chemischen Stoffklassen angehören kann
Anthraglykoside	• durch Reizung der Darmschleimhaut abführende Wirkung	Faulbaumrinde, Sennesblätter und -früchte, Kap-Aloe	• Abführmittel, früher auch zur Abtreibung
Herzglykoside	• Steigerung der Kontraktionskraft des Herzens	Digitalis Arten	• zu hohe Gaben bewirken Vergiftungserscheinungen wie Erbrechen, Pulsunregelmässigkeiten, Senkung der Herzfrequenz und können zum Herzstillstand führen
Phenolglykoside	• wasserlösliche phenolische Verbindungen mit hoher Desinfektionskraft	Weidengewächse (Salicylate), Bärentraube (Arbutin)	• Salicylate: Fieber senkend, entzündungshemmend, schmerzstillend • Arbutin: entzündungshemmend
Saponinglykoside	• setzen die Oberflächenspannung von Wasser herab • machen Haut, Haare und Gewebe besser benetzbar • nur im gebundenen Zustand wirksam	Süssholzwurzel, Ginseng, Seifenrinde	• örtliche Reizwirkung • schleimlösend • Auswurf fördernd • die oberflächenaktive Wirkung wird zur Förderung der Aufnahme von Arzneimitteln im Verdauungstrakt genutzt.

Wirkstoff-gruppe	Eigenschaften	Pflanzen (Auswahl)	Medizinische Anwendung
Senföl-glykoside	• flüchtige, fettlösliche schwefelhaltige Verbindungen	Senf	• starke örtliche Reizwirkung • längere Einwirkung in höherer Konzentration führt zu Blasenbildung, Entzündung und Zerstörung des Zellgewebes.
Lauchöle	• durch Wasserdampfdestillation gewonnene, den Senfölen ähnliche, schwefelhaltige Öle (Sulfide, di- und polysulfide)	Teufelsdreck, Bärlauch, Knoblauch	• starke örtliche Reizwirkung
Schleime	• bilden durch Quellung mit Wasser zähflüssige Lösungen oder Gele • Resorptionsverzögerung anderer Stoffe	Malvenblüten, Malvenblätter, Eibischwurzel, Lindenblüte, Wollblume, Leinsamen, Flohsamen	• Reizmilderung bei Husten • Behandlung von Reizzuständen des Magen-Darm-Kanals • abführende Wirkung durch Quellung • Geschmacksverbesserung von Arzneimitteln • langsame und schonende Aufnahme von Wirkstoffen

Auch wenn scheinbar niemand wusste, wie die Salben der Hexen zusammengesetzt waren, wurden zur Erklärung immer wieder Kräuter mit psychoaktiven Wirkungen genannt. Solch traditionelle Zauberpflanzen waren hauptsächlich die Nachtschattengewächse: Alraune; Bilsenkraut; Tollkirsche und Stechapfel; der blaue Eisenhut, ein Hahnenfussgewächs; der Schierling, ein Doldengewächs; Mohn und seltener Opium. Diese Hexen- und Zauberpflanzen gehörten seit jeher zum mitteleuropäischen Arzneischatz. Noch heute werden ihre Inhaltsstoffe isoliert, oder synthetisiert und angewendet. So kleben Schiffspassagiere auf Empfehlung ihres Arztes bei Seekrankheit eine Scopolaminzubereitung hinters Ohr[108] und Schmerzgeplagte finden Linderung mit modernen Opiaten. Manch einer wurde bereits von den rauschartigen Nebeneffekten überrascht. Angenehme Nebeneffekte von Arzneimitteln können das Bedürfnis wecken, diesen Zustand erneut zu erleben, was längerfristig zu einem gewollten oder ungewollten Arzneimittelmissbrauch führen kann.

Belladonnapflaster (Emplastrum belladonnae)

40 Gramm	gelbes Wachs,
40 Gramm	Olivenöl,
20 Gramm	Belladonnablätter, gepulvert[109]

Hexenmedizin beschäftigt sich nicht nur mit körperlichen Krankheiten, sondern auch mit den Sehnsüchten des Menschen. Diese Sehnsüchte

108 Scopoderm TTS, seit kurzem nicht mehr im Handel
109 Ladewig, 1922: 140

haben sich seit Beginn unserer Geschichte kaum verändert. Der gesteigerte Wohlstand in den letzten fünfzig Jahre konnte das menschliche Sehnen nach Geborgenheit, Berührung, Liebe und Glück nicht stillen. In diesem Zusammenhang waren die Kategorien der Angst befreienden, beruhigenden, Schlaf fördernden, schmerzstillenden und die Stimmung aufhellenden Substanzen und Abmagerungsmittel mit einer Antrieb steigernden Komponente schon immer besonders beliebt. All diese Arzneimittel beeinflussen unser Nervensystem, ähnlich den Hexensalben. Traditionelle psychoaktiv wirksame Hexenpflanzen wurden medizinisch vor allem in den Bereichen der Schmerzstillung, als Schlafmittel, in Heil- und Wundsalben und zur Beruhigung angewendet. Diese Anwendungsbereiche sind noch heute von grosser medizinischer Bedeutung.

Die zum Teil bereits in kleinster Dosierung höchst wirksamen pflanzlichen Wirkstoffe versuchte die Pharmaindustrie seit Ende des 19. Jahrhunderts zu isolieren und so zu verändern, dass keine unerwünschten Wirkungen im Zentralnervensystem mehr hervorgerufen werden.

Eusserlich Zahnwehwasser P.H.D.
R. Der Wurzel von Bertram,
Bilsenkraut.
Der Rinden von der Alraunswurz.
Caryophill.
Blätter von Burbaum / Salven / Wegerich / Quendel / Granatenblüth. / Rosen /
Fetter Feigen
lochs in Gersten Decoct ,
zur Colatur thu colirt Rosenhonig, Campher, Opii Thebaic
M.S. Mundwasser.[110]

---

110 Müllern, 1685: 1438

Keine Wirkung ohne Nebenwirkung

»Zu Risiken und Nebenwirkungen lesen Sie die Packungsbeilage oder fragen Sie Ihren Arzt oder Apotheker«

Nicht wenige Anhänger der modernen naturwissenschaftlich orientierten Medizin vertreten die Ansicht, dass Arzneimittel, die keine Nebenwirkung zeigen auch keine Wirkung haben. Es geht hierbei nicht um toxische Wirkungen von Stoffen sondern einzig und allein um unerwünschte Vorkomnisse, die während einer Arzneimitteltherapie auftreten können: um Wirkungen und Nebenwirkungen.
Die moderne pharmazeutisch-medizinische Wissenschaft vermarktet ihre Produkte mit dem Hinweis, vor deren Anwendung eine medizinische Fachperson oder den Beipackzettel zu konsultieren. Dies allerdings nicht aus Respekt vor dem Wissen der Apotheker und Ärzte, sondern aus Angst vor rechtlichen Konsequenzen. Ein in oftmals unverständlicher Sprache verfasster Publikumstext liegt heute jeder Medikamentenpackung bei. So wird der Patient über alle möglichen Wirkungen, erwünschte und unerwünschte, informiert. Diese Produktinformation untersteht ganz bestimmten Regeln. Diese werden durch die zuständigen Arzneimittelbehörden definiert und kontrolliert. Lebensmittel oder zur Nahrungsmittelergänzung zugelassene Produkte dürfen nach geltendem Gesetz keinen textlichen Hinweis auf eine mögliche Heilwirkung enthalten. Sie dürfen zwar die Heilung unterstützen und das Wohlbefinden fördern, aber nicht wirken.
Der Wunsch nach Heilung, das heisst das Verschwinden von Unpässlichkeiten führt zu einem Kontrakt zwischen medizinischer Fachperson und Patient. Der Arzt versucht sich anhand von Angaben des Patienten, Untersuchungen und Beobachtungen ein Bild vom Gesundheitszustand des Hilfesuchenden zu machen. Um danach dem Patienten Vorschläge zur Verbesserung des Wohlbefindens zu unterbreiten. Meist erklärt sich der Patient stillschweigend bereit die therapeutischen Massnahmen durchzuführen. Je nach Vorstellung des Patienten von der Schwere seiner Krankheit werden diese mehr oder minder zuverlässig

und mit der nötigen Geduld durchgeführt. Tritt die erhoffte Besserung ein, wird das Vertrauen in den Heilkundigen gestärkt. Tritt der vom Patienten erwartete Erfolg nicht ein, werden die Massnahmen oft ohne Rückfrage verändert. Vor allem bei Schmerz-, Schlaf- und Beruhigungsmitteln werden Dosissteigerungen vom Patienten selbst vorgenommen. Zentralnervös wirksame Arzneimittel, wie Opium-Derivate und Tropanalkaloide führen bei Überschreiten einer Schwellendosis zu körperlichen und psychischen Veränderungen der Wahrnehmung. Von Gefühlen wie dem Eingewickeltsein in eine Wolldecke bis zu Halluzinationen und erhöhter Hautsensibilität können mittels erhöhter Dosierung verschiedene Zustände herbeigeführt werden. Nicht umsonst werden Fälle von Überdosierung und deren Symptomatik in der medizinischen Fachliteratur so detailliert beschrieben. Ein Faktor, der einerseits Vergiftungsfälle zu vermeiden hilft, andererseits aber auch eine gezielte Herbeiführung erwünschter Nebeneffekte erleichtert.
Vor fünfhundert Jahren wurden Heilmittel ohne Warnhinweise und Inhaltsangaben dem Patienten verkauft. Heute sind dem informierten Patienten alle möglichen Folgen einer Arzneimittelanwendung bekannt – um gezielten Missbrauch zu betreiben, reicht meist das aufmerksame Studium der Packungsbeilage!

Zu den zentralnervösen Nebenwirkungen schulmedizinischer Präparate führt das »Arzneimittelkompendium der Schweiz« aus:

- Das Präparat kann die Reaktionsbereitschaft beeinträchtigen. Dies gilt in verstärktem Masse bei gleichzeitiger Einnahme von Alkohol.
- Es ist zu beachten, dass auch bei bestimmungsgemässem Gebrauch das Reaktionsvermögen im Strassenverkehr und beim Bedienen von Maschinen beeinträchtigt werden kann. Dies gilt in verstärktem Mass im Zusammenwirken mit Alkohol.
- Auch bei bestimmungsmässigem Gebrauch ist die Fähigkeit zur aktiven Teilnahme am Strassenverkehr und zur Bedienung von Maschinen nicht mehr gegeben.
- Es kann zu einer physischen und psychischen Abhängigkeit führen.

Trotz zum Teil massiver Nebenwirkungen gewisser Medikamente werden diese von den staatlichen Arzneimittelbehörden nicht verboten. Hauptsache, es werden keine rauschähnlichen Zustände herbeigeführt. Die Angst der Gesellschaft vor veränderten Bewusstseinszuständen dominiert die Vernunft immer noch wie zu Zeiten des »Hexenhammers«. Als Massnahme gegen den Abusus von Hustenpräparaten mit dem Wirkstoff Dextromethorphan[111] dürfen seit 2002 laut Swissmedic nur noch Packungen mit maximal 400 mg Wirkstoff frei verkauft werden. Die Packung Bexin® Hustentabletten mit 24 Tabletten wurde der Verschreibungspflicht unterstellt. Neu steht für den freien Verkauf in Apotheken eine Schachtel mit 16 Tabletten (entspricht: 400 mg) zur Verfügung. Unverändert frei verkäuflich sind der Sirup (375 mg) und die alkoholischen Tropfen (416 mg) – alles eine Frage der Dosierung.

Nachtschattengewächse

»... Da ich im Garten schlief
Wie immer meine Sitte nachmittags,
Beschlich dein Oheim meine sichere Stunde
Mit Saft verfluchten Bilsenkrauts im Fläschchen
Und träufelt' in den Eingang meines Ohrs
Das schwärende Getränk ...«[112]

Eine bis heute in der Pflanzenheilkunde übliche Anwendung des Bilsenkrauts verwendete Shakespeare literarisch zur Ausführung eines Giftmords. Bei starken Ohrenschmerzen können 1 bis 3 Tropfen Bilsenöl ins Ohr gegeben, die Schmerzen lindern. Allerdings muss vor der Anwendung die Unversehrtheit des Trommelfells sichergestellt sein, da ansonsten die Angelegenheit durchaus wegen der bestehenden

---

111 Dextromethorphan ist ein nichtnarkotisches zentralwirksames Antitussivum. Es dämpft wie Codein den Hustenreflex durch Erhöhung der zentralen Reizschwelle.
112 Shakespeare, zitiert nach Lewin, 2000: 109

Infektionsgefahr mit einer Blutvergiftung enden könnte. Shakespeare benutzte ein gebräuchliches Heilmittel zur Steigerung der Spannung und liess es zum Mordinstrument werden.

Die nahe Beziehung der Nachtschattengewächse zum Tod und die Anwendung ihrer psychoaktiven Vertreter in Ausnahmezuständen des Lebens wird diese Pflanzenfamilie wohl nie ganz von ihrem sagenumwobenen Dasein befreien. Darauf, dass ein Zusammenhang zwischen den so genannten Flugsalben der Hexen, den Nachtschattengewächsen und Präparaten des gängigen Arzneischatzes besteht, weisen zahlreiche Märchen, Lieder- und Operntexte, die Liebes-, Zauber- und Todestrünke einsetzen, hin.

Nach Höfler bezieht sich der deutsche Name Nachtschatten der Pflanzenfamilie auf die Verwendung einzelner Mitglieder der Familie gegen den Nachtschaden, die nächtlichen Alpträume. Diese wurden nach Ansicht unserer Vorfahren durch Dämonen beeinflusst. Hinter der Krankheit »Nachtschaden« soll ein Schaden bringender elbischer Dämon stecken. Dieser konnte nur mittels einer Pflanze, die einen noch zauberkräftigeren Dämon in sich trug, bekämpft werden: das heisst, die nächtliche Unruhe des Kranken kann nur durch ein narkotisches Mittel beschwichtigt werden. Hierfür eignen sich einige der Familienmitglieder der Nachtschattengewächse hervorragend.

»Nacht, Vertrauteste du der heimlichen Dinge; ihr Sterne,
die ihr der tragenden Glut nachfolgt mit der goldenen Luna;
du, Hekate mit dreifachem Kopf, du weißt, was jetzt anhebt:
komm doch und hilf mir
mit murmelndem Spruch und kunstvollem Zauber.
Und du Erde, du gibst den Hexen die mächtigen Kräuter.
Lüftchen und Winde und Berge,
ihr Flüsse all und ihr Teiche,
Göttin der Haine, herbei!
O helft mir, ihr Götter der Nächte.«[113]

113 Aus: Ovid, Metamorphosen, zitiert nach Rätsch, 1994: 269

Die Mitglieder der Familie der Nachtschattengewächse, Solanaceen, sind anspruchlose überwiegend krautige Blütenpflanzen. Reich an unterschiedlichen arzneilich wirksamen Inhaltsstoffen werden viele zu den Gift- und Arzneipflanzen gezählt. Jede Pflanze dieser Familie weist zumindest einen giftigen Pflanzenteil auf, sei es die Wurzel, das Kraut, die Blüten, das Fruchtfleisch oder die Samen. Durch ihre dosisabhängige Rausch- resp. Giftwirkung erregen vor allem das Bilsenkraut, die Alraune, der Stechapfel und seit kurzer Zeit auch die Engelstrompete[114] immer wieder die gerichtlichen Gemüter.
Die psychedelische und die toxische, teilweise lebensgefährliche Dosis tropanalkaloidführender Solanaceen liegt dicht beieinander. Da der Wirkstoffgehalt einzelner Pflanzen innerhalb der Gattungen stark schwankt und vom Standort abhängig ist, ist das Risiko einer Vergiftung sehr hoch.
Kartoffel, Tomate und Aubergine fanden rasch den Weg in die Küche und geraten heute höchstens wegen zu hoher Schadstoffwerte in Pommes Chips und Ketchup in die Schlagzeilen. Während relativ erfolglos Millionen zur Prävention von Langzeitschäden durch Tabakmissbrauch eingesetzt werden, verdient sich die Pharmaindustrie mit Nikotinpräparaten für Aussteigewillige eine goldene Nase.

»Ein leidenschaftlicher Raucher,
der immer wieder von der Gefahr des Rauchens
für seine Gesundheit liest,
hört in den meisten Fällen auf
– zu lesen.«[115]

Bei gewissen Anwendungsgebieten schien es keine Rolle zu spielen, welches Nachtschattengewächs eingesetzt wurde. In der Gynäkologie, zur Herstellung von Wund- und Narbensalben und zur Heilung von Hämorrhoiden wurden im mitteleuropäischen Raum vornehmlich

114 *Datura suaveolens*
115 Winston Churchill, zitiert nach Milestone, computergestütztes Programm mit Ziel: Nichtrauchen. Dies wird von Nicorette® unterstützt.

Bilsenkraut und Tollkirsche verwendet. Verschiedene Salben zur Narbenpflege enthalten heute noch Bilsenöl.

Häufige Anwendungsgebiete von Nachtschattengewächsen:

- als allgemeines schmerz- und krampflösendes Mittel
- bei Zahnschmerzen[116]
- gegen rheumatische Schmerzen und Hexenschuss
- als Schlafmittel und zur Betäubung
- als Wund- und Hämorrhoidensalbe
- als Liebesmittel und um Lustigkeit in Badehäusern zu erzeugen
- in der Frauenheilkunde für Sitzbäder bei Gebärmutterkrämpfen, bei Geburten als so genanntes Schlosskraut und zur Abtreibung
- bei Krämpfen und Kolliken, in Magentees[117], als Volksmittel gegen Magen-Darm-Beschwerden wurden zerstossene Tollkirschen in Wein eingelegt
- zur Herstellung von Bier und zur Verstärkung des Weins[118]
- in Salben, für den gerichtlichen Gebrauch zur »Wahrheitsfindung« und um die peinlich Angeklagten gefügig und für alle Arten von Suggestionen offen zu machen[119]
- das Rauchen von Blättern bei Asthma

Da die Aufnahme der aktiven Substanzen durch die Vaginal-, respektive Darmschleimhaut recht gut ist, kann davon ausgegangen werden, dass die Anwender und Anwenderinnen durchaus eine systemische Wirkung in Form einer leichten Sedierung und Spasmolyse verspürten. Eine Dosiserhöhung zur Steigerung des Wohlbefindens konnte einen Rausch herbeiführen, der von starken erotischen Gefühlen begleitet wurde.

---

116 Der Rauch von Hyoscyamusarten wird mit einem Trichter an die schmerzende Stelle geleitet. Diese alte Methode wird heute im arabischen Raum noch angewendet.

117 »cum Belladonnae« bis vor wenigen Jahren noch im Handel

118 Die ersten deutschen Drogengesetze richteten sich gegen Bilsenkraut im Bier. Die Polizeiverordnung von Eichstätt aus dem Jahr 1507 verbot Brauern die Verwendung von Bilsensamen im Bier und anderer »den Kopf tollmachende Stücke und Kräuter«.

119 Scopolamin wurde noch im 20. Jahrhundert von der Polizei in den Vereinigten Staaten als »Wahrheitsdroge« eingesetzt.

Bei Hämorrhoiden

Rp.:	Extr. Belladonnae		2,0
	Lanolini	ad	20,0
M.f.	ungt. [mache daraus eine Salbe]		
D.s.:	äusserlich [gebrauche sie äusserlich][120]		

Tropanalkaloidhaltige Nachtschattengewächse

Tropanalkaloide kommen nur in einigen wenigen Arten der Familie der Solanaceen vor, den Gattungen Atropa, Datura, Duboisia[121], Hyoscyamus, Mandragora und Scopolia. Von medizinischem Interesse sind die Hauptalkaloide Hyoscyamin, Scopolamin und das als Trocknungs- bzw. Aufarbeitungs-Artefakt entstehende Atropin.[122]
Medizinisch kommen heute sowohl Arzneimittel die Reinalkaloidsalze enthalten, als auch pflanzliche Extrakte enthaltende Präparate zum Einsatz. Wegen der geringen therapeutischen Breite und unkontrollierbaren Dosierung sollte von Teeaufgüssen abgesehen werden.

Nardyl®
Indikation: **Schlafstörungen, nervöse Zustände**
Zusammensetzung: Hyoscyamini sulfas, Atropini sulfas, Scopolamini hydrobromid, Promethazini hydrochlorid

Das therapeutische Potential der Tropanalkaloide zeichnet sich durch ein breites Wirkspektrum aus. Periphere Wirkungen kommen durch

120 nach ROST-KLEMPERER, in: Madaus, 1979
121 Australien, Neu-Kaledonien
122 Atropin ist das Racemat von D- und L-Hyoscyamin

kompetitive Antagonisierung von Acetylcholin oder anderen Parasympathomimetika am Muscarinrezeptor zustande. In einem weiten Dosisbereich antagonisieren sie nur die muscarinische Wirkung des Acetylcholins am Rezeptor. Diese Wirkung am Rezeptor kann durch eine hohe Dosis eines Parasympathomimetikums aufgehoben werden. Sehr hohe Dosen führen zu einer ganglionären Blockade an der neuromuskulären Endplatte. Die Folge ist eine Lähmung der Skelettmuskulatur. Die wichtigsten erwünschten und unerwünschten Wirkungen von Tropanalkaloiden sind parasympatholytischer Art. Sie betreffen das Auge, die Atemwege, den Kreislauf und das Verdauungssystem. Zu den eher unangenehmen Wirkungen gehören die Hemmung der Speichelsekretion und ein Anstieg der Schlagfrequenz am Herzen.

Unerwünschte Wirkungen anticholinerger Substanzen:
* Abnahme der Schweissdrüsensekretion (führt zu einem Wärmestau)
* Hautrötung
* Unruhe, Halluzinationen, Delirien
* Pupillenerweiterung
* Akkomodationsstörungen der Augen, Glaukomauslösung
* Mundtrockenheit
* Herzklopfen
* Beschwerden beim Harnlassen

Die unerwünschten Wirkungen von Tropanalkaloiden werden medizinisch auch genutzt:

Bellafit N®
Spamolytikum, Belladonna-Alkaloid
Indikation: **Hypersalivation, Hyperhidrosis, Kolonspasmen**
Zusammensetzung: Atropini sulfas

Die lokalanästhetische Wirkung kommt durch Lähmung der sensiblen Nervenendigungen zustande. In der Volksmedizin sind schmerzstillende, wärmende Pflaster und Einreibungen oftmals mit Belladonna- oder Hyoscyamus-Extrakten angereichert. Der Zusatz von Tollkirschenextrakt und Bilsenöl in äusserlichen Präparaten zur Schmerzstillung unterstützt die anästhesierende und entspannende Wirkung der lokal stark reizenden Inhaltsstoffe.
Aufgrund ihrer Fettlöslichkeit passieren Tropanalkaloide die Blut-Hirn-Schranke und gelangen so zum Fötus und in die Muttermilch.

Kernosan® Kräutermassageöl
Zusammensetzung: Adeps marmottae 90 mg, Dextrocamphora 25 mg, Methylis salicylas 20 mg, Eucalypti aetheroleum 67 mg, **Hyoscyami maceratum oleosum** 300 mg, Lavendulae aetheroleum 5 mg, Menthae piperitae aetheroleum 6 mg, Rosmarini aetheroleum 10 mg, Salviae aetheroleum 4mg, Thymi aetheroleum 10 mg, Terebinthinae aetheroleum 44 mg, Tritici germinis oleum 125 mg, Excip. ad solut. oleos. Pro 1 g

Von den zentralen Wirkungen der Tropanalkaloide profitierten über Jahrzehnte Parkinsonpatienten. Lange Zeit waren standardisierte Auszüge aus der Tollkirschenwurzel die einzigen verfügbaren Antiparkinsonmittel. Der antiemetische Effekt von transdermalen Systemen, die hinters Ohr geklebt langsam Scopolamin über die Haut in die Blutbahn abgeben und orale Gaben von 1 mg Scopolamin hilft vielen Schiffspassagieren, die Reise ohne Unahnnehmlichkeiten zu überstehen. Leider sind im europäischen Raum keine entsprechenden Präparate mehr im Handel.

Der Wirkstoff Atropin

Atropin entsteht bei der Isolation der Belladonna-Alkaloide durch Epimerisierung aus L-Hyoscyamin. Die krampflösende Wirkung von Atropin und seinen Salzen kommt durch Paralyse der glatten Muskulatur, welche durch den Parasympathicus enerviert wird, zustande. Kleine Dosen Atropin führen zu einer leichten zentralen Vagusstimulation, das heisst entspannenden Wirkung, höhere Dosen blockieren den Vagusnerv. Diese Blockade führt zu einer Überaktivität des sympatho-adrenalen Systems.

Schulmedizinisch wird Atropin vorwiegend in Augentropfen als Mydriaticum, zur Narkoseprämedikation, bei bradykarden Herzrhythmusstörungen, als Spasmolytikum und als Antidot bei Vergiftungen mit Alkylphosphaten und Carbamaten eingesetzt.

Trotz der vielfältigen Wirkungen von Atropin werden heute vor allem wegen der dosisabhängigen Nebenwirkungen nur noch wenige Effekte therapeutisch genutzt.

Asthmakerzchen (Stechapfelkerzchen)

60 Gramm	Stechapfelblätter, gepulvert
40 Gramm	Kaliumnitrat, gepulvert
2 Gramm	Perubalsam
1 Gramm	Zucker, gepulvert
2 Gramm	Tragant

Man mischt gut und stösst mit Tragantschleim an, formt sich kleine Kerzchen daraus und lässt sie trocknen. Dieselben werden angezündet und atmet der Kranke die Dämpfe ein, welche ihm Linderung verschaffen.[123]

[123] Ladewig, 1922: 4

Der bronchospasmolytische Effekt des Atropins wurde in Räucherpulvern und Asthmazigaretten genutzt. Der Rauch von 1 Gramm Stechapfelblättern enthält etwa 0.3 mg Atropin.

Eine moderne Weiterentwicklung der Asthmakerzchen und Zigaretten sind Spraylösungen mit Atropin-Reinalkaloid oder einem modernen nicht hirngängigen Atropinderivat ohne zentralnervöse Nebeneffekte.

Atropin- und Scopolamin-Derivate	**Wirkspektrum**	**Anwendungsgebiet**	**Pharmazeutische Spezialität (Auswahl)**
Homatropin (hydrobromid)	Kurzwirksames Mydriatikum	Augenheilkunde	Homatropin®
Tropicamid	Kurzwirksames Mydriatikum	Augenheilkunde	Mydriaticum Dispersa®
Atropin-Sulfat	Mydriatikum	Augenheilkunde	Skiatropin®
	Urologika	Inkontinenz, Reizblase	Dysurgal® N
	Sedativum	Schlafstörungen	Nardyl®
Ipatropiumbromid	Bronchospasmolytikum	Asthma	Atrovent®
N-Butyl-Scopolamin	Spasmolytikum	Krämpfe Verdauungstrakt, Blase	Buscopan®
Scopolamin hydrobromid	Bronchospasmolytikum	Asthma	Asthmon®
	Sedativum	Schlafstörungen, Nervosität	Nardyl®

Der Wirkstoff Scopolamin

»Wir hatten wilde Träume. Vor meinen Augen tanzten zunächst grauenhaft verzerrte Gesichter. Dann plötzlich hatte ich das Gefühl, als flöge ich meilenweit durch die Luft. Der Flug wurde wiederholt durch tiefe Stürze unterbrochen. In der Schlussphase schliesslich das Bild eines orgiastischen Festes mit grotesken sinnlichen Ausschweifungen.«[124]

Scopolamin unterscheidet sich hinsichtlich seiner medizinisch-therapeutischen Wirkungen nicht stark von Atropin. Dank seiner höheren Fettlöslichkeit dringt Scopolamin besser ins Zentralnervensystem ein und bewirkt eine stärkere zentrale Sedation. Die antiemetische Wirkung von Scopolamin übertrifft bei weitem die des Atropins. Die prophylaktische Wirkung von Scopolamin bei Reisekrankheit ist unbestritten. Ebenso sind die Wirkungen am Auge und die positive Beeinflussung der Symptomatik des Morbus Parkinson stärker. Unangenehm ist die starke Hemmung der Speichelsekretion. Die Wirkung am Herzen und im Magen-Darm-Trakt ist schwächer als die des Atropins. Scopolamin dringt gut durch die Haut und gelangt direkt in die Blutbahn. Die Wirkung hängt stark von der Empfindlichkeit des Zielorgans und der Dosis ab. Bereits in therapeutischen Dosen wirkt Scopolamin motorisch dämpfend und einschläfernd, hemmt die Speichel- und Schweissekretion und verursacht eine Pupillenerweiterung.
Der Scopolaminrausch weist eine Gleichförmigkeit des Rauschbildes auf. Während die meisten halluzinogenen Substanzen die Fantasie anregen und das individuelle Erleben erweitern, lähmt und hemmt Scopolamin diese Wirkungen eher. Ebenso wird über mehr oder weniger lange Zeitabschnitte eine vollständige Aufhebung der Erinnerung an die Rauscherlebnisse beobachtet. Dies kann zu peinlichen Situationen führen. Zur Realisierung diebischer Absichten und

---

[124] Will-Erich PEUCKERT (1895 - 1969) berichtet 1960 von seinen Erfahrungen mit einer scopolaminhaltigen Salbe.

weiblicher Verführungskünste wurden scopolaminhaltige Pflanzenteile bereits in der Antike eingesetzt. Im Mittelalter vermischten sich alltägliche medizinische Praxis und mystische Erfahrung in den Zeugnissen über Hexenflüge.

»Liederliche Weiber bewahren sie [Stechapfelsamen] unter ihren kostbaren Arcanen auf, mischen 1/2 Drachme davon fein gerieben in Speise und Trank der Männer, welche dann heiter werden und zu lachen anfangen, aber auch weinen, schreien und sonderbare Geberden machen, bis sie einschlafen oder schlaftrunken schwatzen, aber ohne alles Bewusstsein. Während der Zeit thun die Weiber was ihnen beliebt, ohne dass es die Männer sehen, auch wenn sie die Augen offen haben. Sie wissen diese Betäubungsmittel so einzurichten, dass die Tollheit nur einige Stunden dauert, oder 24, oder auch 4 bis 6 Tage. Dies ist eine allgemeine Kunst in Goa, obschon grosse Strafe darauf gesetzt ist.«[125]

Der Wirkstoff Hyoscyamin

Hyoscyamin wird durch Extraktion aus der Tollkirsche, Bilsenkraut- und Stechapfelarten gewonnen. Wegen seines hohen Alkaloidgehaltes wird heute meist das ägyptische Bilsenkraut (***Hyoscyamus muticus*** L.) angebaut.
Hyoscyaminiamin wird als Sulfat, Hydrochlorid und Hydrobromid pharmazeutisch direkt verwendet oder durch Behandeln mit Alkohol und Lauge zu Atropin weiterverarbeitet
Die erwünschten und unerwünschten Wirkungen sind denen des Atropins ähnlich.

---

[125] Freiherr von Bibra, 1855: 143

Hyosciamin und Derivate	Wirkung	Anwendungsgebiet	Pharmazeutische Spezialitäten (Auswahl)
Hyoscyami sulfas	Bronchospasmolytikum	Asthma	Asthmon®
	Sedativum	Schlafstörungen, Nervosität	Nardyl®
Hyoscyami oleum mazeratum	Haut bildend, regenerationsfördernd	Dermatologie Rheumatologie	Keli Med® Kernosan®
Hyoscyami herba	Herztherapeuticum	Hypotonie, Kreislaufschwäche	Cardiodoron®

Alraune – *Mandragora officinarum* L.

»Lobelius schreibet / man pflanze das Männlein in Hispanien / Italien und Franckreich in Gärten / und werde die Wurzel aus Candien gebracht. Das Weiblein aber wächst häufig auf denen Bergen Apuliens / wie Matthiolus darvor hält.«[126]

Die Alraune oder Mandragora ist ein Beeren tragendes Kraut mit einer Wurzel, die eine menschenähnliche Gestalt aufweist: »Es giebet ein Männlein und Weiblein / doch ist das erste gebräuchlicher / und wird genant Mandragora mas, Mandragora albus oder masculus.«[127]

Wegen der auffälligen Form ihrer Wurzel war die Alraune bei unseren Vorfahren ein beliebtes Liebes- und Zaubermittel. Im Inhaltsstoffprofil dem Bilsenkraut, dem Stechapfel und der Tollkirsche sehr ähnlich, wurde die Alraune medizinisch gleich eingesetzt, war aber nicht immer erhältlich. Die Wurzel der rund ums Mittelmeer heimischen Alraune galt in der Antike als Pflanze der Göttin Hekate. Die pharmakologische Wirkung der Mandragora deckt sich mit dem Wesen Hekates.

126 Müllern, 1685: 969
127 Müllern, 1685: 969

»Als Göttin der Dreiwege war sie dreigestaltig, hatte drei Köpfe und sechs Arme. Sie war im Himmel, auf Erden und in der Unterwelt zugleich verwurzelt. Als Göttin des nächtlichen Spuks (visuelle Halluzinationen), wurde sie von bellenden Hunden und lärmenden Schreckgespenstern (akustische Halluzinationen) bei ihrem wilden Treiben begleitet. Die Hekate galt gleichermassen als schadenstiftende Hexengöttin (Giftküche) als auch als Geburtsgöttin (Aphrodisiakum; erotische Halluzinationen).«[128]

Anwendung und Gebrauch der Alraune

Im deutschsprachigen Raum musste die Alraunenwurzel aus dem Mittelmeerraum importiert werden. Da ihr Wirkprofil dem der überall vorkommenden Tollkirsche und Bilsenkraut weitgehend entspricht, wurden diese bevorzugt medizinisch eingesetzt. Die Alraune war aber bekannt und entsprechend in den Apotheken der Hexenzeit vorrätig. Die Rinden der Alraunenwurzel wurden meistens aus Italien zu uns gebracht. Ihrem Verwendungszweck entsprechend wurden sie dann zubereitet. »Sie kühlet im 3. und trocknet im 1. gr. Erweichet wunderbar / leget den Schmerzen / und machet schlaffen / wird innerlich gar selten gebraucht. Eusserlich aber dienet sie vor rothe Augen / Rothlauff / harte Geschwülsten und Kröpf. Dahero auch der Wein / darinnen diese Rinde infundieret worden / in Schmerzen und Wachen / auch vor deren Sectionen unterweilen kann gebrauchet werden. Man bedienet sich aber dessen gar selten. Eusserlich dienet sie in einem zugeeigneten Wasser in Augen-Schmerzen.«[129]

Äusserlich wurde die Alraune als Zugsalbe und bei Augenschmerzen gebraucht. Innerlich eher selten bei starken Schmerzzuständen und während chirurgischen Eingriffen. Medizinisch wird die Alraune

128 Rätsch, 1994: 270
129 Müllern, 1685: 969

heutzutage nicht mehr eingesetzt. In der Homöopathie wird sie gelegentlich zur Behandlung von psychomotorischen Erregungszuständen, Bronchitis und bei Darm-, Leber- und Bauchspeicheldrüsenerkrankungen verordnet.

Bilsenkraut – *Hyoscyamus niger* L.

»Es wächst gerne auf Schutt, an Wegen,
steinigen, lichten Waldstellen.
Bilsenkraut hat einen schwach narkotischen Geruch
und ebensolchen widrigen Geschmack.«[130]

Bilsenkraut gehört zu den ältesten Heilpflanzen unseres Kulturkreises. Unterschiedliche Namen wie Säukraut, Schlafkraut, Schweinkraut, Teufelsauge, Tollkraut, Tolldill, Zahnkraut, Zigeunerkraut weisen auf seine Wirkung und Anwendungsbereiche hin. Die Verordnung als Schlafmittel und die Verwendung frischer Blätter als schmerzstillende Umschläge reicht in die Antike zurück. Plinius schätzte die weinähnliche Wirkung und berichtete vom Einatmen des Rauchs getrockneter Pflanzenteile gegen Zahnschmerzen. Die Ärzte im Mittelalter und der Neuzeit lobten seine beruhigenden, Blut, krampf- und schmerzstillenden Eigenschaften und verwendeten Bilsenextrakte als Narkosemittel. Bilsenkraut mit Mohn und Theriak ersetzte in den Operationssälen des 15. Jahrhunderts das Chloroform.[131] In den Badhäusern wurde der Bilsensamen auf die Ofenplatte geschüttet, es machte »dass die badenden Leute, die in den Badwännlein sassen, mit diesen aneinander stiessen«.[132]
Ab Mitte des 18. Jahrhunderts wurde immer öfters darauf verwiesen, dass das Kraut bei Krämpfen, Zittern und Epilepsie hilfreich sei. Umschläge aus den Blättern wurden zur Verhinderung unschöner Narben

---

130 Losch, 1914: 134
131 Höfler, 1990: 91
132 Höfler, 1990: 91

verwendet. Gewöhnlich standen aber seine anästhesierenden und antispasmodischen Wirkungen im Vordergrund.

Anwendung und Gebrauch des Bilsenkrauts

»In Apotheken hat man die Wurzel /den Samen und die Blätter.
Es kühlet im 3. und trocknet im 1. gr. Erweichet /
bringet den Schlaff / machet toll / lindert die Schärffe /
verderbet die Vernunfft /
dahero gebrauchet mans gar selten innerlich /
nur dass man es im Blutspeyen (Lungentuberkulose) giebet.
Eusserlich gebrauchet mans öffters in hitzigen Geschwulsten /
dem Podagra / Zahnweh /
man lässet den Rauch vom Samen
in den Mund durch einen Trichter gehen.«[133]

Die Heilige Hildegard von Bingen lobte das Öl aus den Samen des Bilsenkrauts bei der Vertreibung von Maden in geschwürigem Fleisch. Ansonsten fand sie das Kraut kaum nützlich ausser in Form von Umschlägen, um Betrunkene aufzuwecken.

»Das Bilsenkraut ist kalt und weich und ohne Kräfte. Und wenn jemand es, oder das aus seinen Körnern bereitete Öl, ässe, würde es ein totbringendes Gift in ihm bereiten. Aber wo Finnen im Menschen sind, so dass sie sein Fleisch geschwürig machen, zerreibe es an jenem Ort mit dem Saft, und die Finnen werden sterben. Das aus seinem Samen gemachte Öl ist nicht sehr nützlich. Aber wo an einer Stelle der Glieder der Menschen zu grosse Hitze entsteht, dort werde jene Stelle mit Öl gesalbt, und es kühlt ihn ohne ein anderes Heilmittel. Aber die Kraft dieses Öl ist für andere Krankheiten nicht nützlich. Damit aber ein Be-

---

133 Müllern, 1685: 943

trunkener wieder zu sich kommt, lege er Bilsenkraut in kaltes Wasser, und er befeuchte seine Stirn, Schläfen und Kehle (damit) und es wird ihm besser gehen.«[134]

Bilsenkraut wurde auch zur Vertilgung von Ratten und Mäusen eingesetzt, denn »dessen Samen treibet die Wanzen aus denen Gebäuden / wann man dz Getäfel damit reibet / so tödtet es auch die Ratten / wo man damit räuchert.«[135]

Auch gab es Wunderpillen zum Betäuben von Fischen und Anlocken von Vögeln:

Pillen zum Fische töten
Rp.:
Rotelskerner
Schaffsfett
Alten Käs
Hanffsamen
Dillen und Bilsensamen
Weizen Mehl
Honig
Mach Pillulen daraus wie die Erbsen /
welche wann sie in ein stehend Wasser geworffen /
und von denen Fischen gefressen werden /
nach kurzer Zeit selbe ganz tum machen /
bis sie oben halb todt schwimmen /
so dass man sie herausziehen kann.
Wann nun besagte Pillulen aus ihrem Mund genommen werden /
und selbe man in ein frisches Wasser thut /
so beginnen sie wiederum zu leben.[136]

---

134 Hl. Hildegard von Bingen, 1991: 128
135 Müllern, 1685: 943
136 Müllern, 1685: 998

Medizinisch verwendet wurden die getrockneten Blätter, die blühenden Zweigspitzen, die getrockneten Samen sowie die ganze frische, blühende Pflanze. Heute werden gelegentlich noch Tinkturen bei Krämpfen im Bereich des Gastrointestinaltraktes, bei vegetativen Fehlfunktionen, Erregungszuständen und Alterstremor, das Öl bei Ohrenschmerzen, in Rheumafluiden und Extrakte in Narbensalben phytotherapeutisch eingesetzt. Die Droge wird kaum mehr unverarbeitet verwendet. Anders noch Anfang des 20. Jahrhunderts als zur Behandlung der Fettleber, neben einer Diät und einem Alkoholverbot, bei Schmerzen warme Umschläge aus abgekochten Kamillenblüten, Baldrianwurzel oder Bilsenkraut empfohlen wurde.

Wiener Brustpulver

1 Gramm	Bilsenkrautextrakt,
1 Gramm	Goldschwefel
5 Gramm	Anis, gepulvert,
20 Gramm	Sennesblätter, gepulvert,
20 Gramm	Süssholz, gepulvert
20 Gramm	Schwefelblumen
75 Gramm	Zucker

Man mischt gut durcheinander und gibt es als Abführmittel.[137]

In der Homöopathie wird Bilsenkraut in tiefen Potenzen zur Krampflösung bis hin zu hohen Potenzen, die bei Hysterie helfen können, eingesetzt.

137 LADEWIG, 1922: 204

Glockenbilsenkraut – *Scopolia carniolica* Jacq.

»Die Erfahrungen, dass in den Kräutern und Wurzeln
auch unholde Kräfte verborgen seien, musste wohl schon
sehr früh gemacht werden; solch ›üble Kräuter‹,
›Unkräuter‹ sind meist narkotisch wirkende,
›toll‹ ›wütend‹ machende Pflanzen, Zauberpflanzen,
deren Ausgrabung für den Krauterer von Gefahr war.«[138]

Glockenbilsenkraut, Tollkraut, Skopoliakraut ist heimisch in Süddeutschland, Ungarn, Österreich, Südwest-Russland und Südosteuropa. Der Gehalt an Tropanalkaloiden ist nicht sehr hoch. Die medizinsche Verwendung der Blätter und Rhizome glichen der von Belladonna, wird aber nur selten erwähnt. Die Wurzel der Skopolia tauchte gelegentlich als Verfälschung der Alraune auf. Der Geschmack der mehrjährigen Pflanze ist anfangs süsslich, wird dann aber bitter und stark beissend.

Stechapfel – *Datura stramonium* L.

»Er stammt aus Ostindien, kam im 16. Jahrhundert angeblich
durch Zigeuner zu uns und findet sich
vereinzelt in der Nähe der Wohnungen, auf Schutt und in Gärten.[139]

...

Sie [die Blätter] haben fast keinen Geruch,
während die Blume wohlriechend ist.
Der Geschmack der Blätter ist widerlich, salzig bitter.«[140]

Donnerkugel, Teufelsapfel, Tollkraut, Tollkörner, Rauchapfelkraut, Tobkraut, Zigeunerapfel, Igelkolben und andere Namen unter denen

---

[138] Höfler, 1990: 90
[139] Losch, Kräuterbuch zu Datura stramonium
[140] Losch, 1914, Kräuterbuch zu Datura stramonium

der Stechafpel bekannt ist, beziehen sich mehrheitlich auf das Aussehen und die Verwendung der Frucht und Samen von Datura.

Alle Pflanzenteile enthalten Tropanalkaloide; die Samen und Früchte in hoher Konzentration. Neben dem medizinischen Einsatz, der im Grossen und Ganzen kaum vom Gebrauch anderer tropanalkaloidhaltiger Nachtschattengewächse abweicht, waren die Samen des Stechapfels ein beliebtes Mittel zum Gefügigmachen von Liebespartnern, um jemanden zu bestehlen und um die Zukunft vorauszusagen.

So wird folgendes berichtet:
»Hieher gehöret auch die Datura, … die auch eine Arth des Bilsen-Krauts / und bey den Indianern in Goa sehr gemein ist. Die Frucht gleichet einem stachligen Apfel / ist länglicht / so gross als eine welsche Nuss voll von kleinen Samen. Sie hat eine schlafmachende Krafft / und verursachet unterschiedene Einbildungen. Dieses Samens bedienen sich die Indianische Weiber / zum Betrug ihrer Männer / damit sie ihre Geilheit mit denen Frembden sicherer erfüllen und sättigen können. Die Männer leiden von ermeltem genossenen Samen unterschiedene Zufäll / dann sie werden entweder von einem tieffen Schlaff überfallen / werden Narren / dass sie sehend nicht sehen / und mit der Vernunfft nichts verstehen. Und diss dauert 24 Stunden. Inzwischen lassen die Weiber ihre Liebhaber ein / und ersättigen im Beysein ihrer Männer die Geilheit / wann sie nun genug haben / so erwecken sie ihren Mann / wann sie selben die Füsse mit kaltem Wasser waschen / oder selbe starck reiben / alsdann wachet er gleich als von einem Mittags-Schlaf auf / und weiss nicht, was er gesehen. Kömmet also auff diese Art der unschuldige Mann unter die Hanrey Compagnie.«[141]

[141] Müllern, 1685: 943

Anwendung und Gebrauch des Stechapfels

Die zur Blütezeit gesammelten und getrockneten Blätter sowie die Samen finden in der Heilkunde Anwendung. Beliebt waren sie als Räuchermittel bei Asthma. Zur Behandlung von Asthma wurden bis nach dem 2. Weltkrieg als Hauptbestandteile von Inhalationen Stechapfelblätter und Tollkirschenblätter eingesetzt. Asthmazigaretten und -kerzchen waren bis Mitte der 80er Jahre des 20. Jahrhunderts im europäischen Handel erhältlich.

Asthmapapier

20 Gramm	Kaliumnitrat
1,5 Gramm	Stechapfelextrakt (1:10)
2 Gramm	Zucker
werden mit	
1000 Gramm	destilliertem Wasser gelöst.

Die Lösung wird durchgeseiht, man lässt dieselbe kühlen und tränkt alsdann weisses Filterpapier damit und hängt solches zum Trocknen auf. Nachdem das Papier getrocknet ist, werden Stücke davon angezündet, oder aber der Kranke rollt sich über einen Bleistift Zigaretten davon, steckt solche in Brand und raucht dieselben nach Bedarf auf.[142]

Die stark bronchospasmolytische Wirkung der Datura befreit den Asthmatiker für eine Zeitlang von seinem Leiden. Die Wirkung tritt so schnell ein, dass ein paar tiefe Inhalationen durchaus einen schweren asthmatischen Anfall kupieren können.

Ältere Asthmatiker berichten von stark sexuell betonten Träumen, die nach dem Rauchen von Asthmazigaretten im Schlaf aufgetreten sein sollen. In der Homöopathie wird Stramonium bei Geistesstörungen, Säuferwahnsinn und Tobsucht angewendet.

142 Ladewig, 1922: 4

Tollkirsche – *Atropa belladonna* L.

»Sie wächst an lichten Waldstellen unserer Gebirge
und gehört zu den mitteleuropäischen Schlagpflanzen.
Die Beeren haben keinen Geruch und einen süsslichen Geschmack;
die Blätter sind von schwach widerlichem,
wenig bitterlichem Geschmack.«[143]

Die in West-, Mittel-, Südeuropa, im Balkan, in Kleinasien, im Iran, in Nordafrika, Dänemark, Schweden und Irland heimische Pflanze wird in zahlreichen Ländern zur Gewinnung von Reinalkaloiden kultiviert. Diese werden zu halbsynthetischen Atropin- und Scopolaminderivaten weiterverarbeitet.

Die krautige 1 bis 2 Meter hohe Pflanze trägt viele Namen, die allesamt Bezug auf eine Wirkung nehmen oder auf einen Verwendungszweck hindeuten. Giftkriesi, Irrbeere, Krötenblume, Krötenbeere, Rasewurz, Rattenbeere, Säukraut, Schlafkirsche, Schlafkraut, Schlangenbeere, Schwindelbeere, Teufelsbeere, Tollkraut, Tollwurz, Wolfsaugen, Wolfsbeere, Wolfskirsche und viele andere. Der Name Belladonna kommt aus dem Italienischen »bella donna« und bedeutet »schöne Frau«, wohl als Anspielung auf ihre Verwendung zur Pupillenerweiterung.

Anwendung und Gebrauch der Tollkirsche

»Die Tollkirsche hat Kälte in sich, hält aber dennoch Ekel und Erstarrung in dieser Kälte, und in der Erde, und an dem Ort, wo sie wächst, hat die teuflische Einflüsterung einen gewissen Teil und eine Gemeinschaft ihrer Kunst. Und sie ist für den Menschen gefährlich zu essen und zu trinken, weil sie seinen Geist zerrüttet, wie wenn er tot wäre. Aber doch wenn ein Mensch von grossen und sehr scharfen, d. h. ›durchsoden‹ Geschwüren in der Haut und in seinem Fleisch durchlöchert ist,

143 Losch, 1914: 135

der nehme etwas Gänseschmalz und Hirsch- und Bockstalg soviel er haben kann und füge dem ein wenig, wie einen Tropfen mittels einer Feder, vom Tollkirschsaft bei, und er mische es gleichzeitig. Und auf diese Weise mache er eine Salbe, und salbe damit seine grossen Geschwüre mässig und nicht oft, damit er davon nicht Schaden nimmt. Und zu dieser Salbe füge er deshalb (nur) wenig Tollkirsche bei, weil, wenn er viel beigibt und oft so salbt, es sein Fleisch zerfrisst und durchlöchert.«[144]

Medizinisch verwendet wurden die getrockneten Belladonnablätter, die Wurzel und die am Ende der Blüte gesammelte, ganze, frische Pflanze ohne die verholzten unteren Stengelteile. Tollkirschenzubereitungen sind ein altes Mittel bei Gastritis, Ulcus und Magen-Darmspasmen. Scopolaminzubereitungen werden bei Krämpfen und kollikartigen Schmerzen von der modernen Medizin immer noch erfolgreich eingesetzt.
Die teilweise sehr stark wirkenden Alkaloide der Droge und die möglichen Gegenanzeigen und Nebenwirkungen raten zu vorsichtigem Gebrauch, zum Einsatz von standardisierten Fertigpräparaten oder halbsynthetischer Derivate mit spezifischer Wirkung.

Buscopan® (Wirkstoff: Scopolaminbutylbromid) zum Beispiel zeichnet sich durch einen besonderen Angriffspunkt an den parasympathischen Nervenzellgeflechten der inneren Organe aus. Es besitzt dadurch eine spezifisch krampflösende Wirkung auf die glatte Muskulatur des Magendarmkanals, der Gallen- und ableitenden Harnwege und der weiblichen Genitalorgane. Buscopan® weist einen besonders grossen Abstand zwischen der spasmolytischen Hauptwirkung und den für atropinähnliche Substanzen charakteristischen Nebenwirkungen auf.[145] Im Unterschied zu reinen Tropanalkaloiden kann das Derivat Butylscopolamin die Blut-, Hirn-, und Plazentaschranke kaum überwinden,

---

144 Hl. Hildegard von Bingen, 1991: 81
145 Arzneimittelkompendium der Schweiz 2002

weist daher kaum zentrale Wirkungen auf und eignet sich daher auch zur Behandlung von Spasmen der muskulären Weichteile unter der Geburt.

Tollkirschen-Zäpfchen
Bei Tenesmus, Gastralgien und Dysmenorrhöe

Rp.:	Extr. Belladonnae	0.02 - 0.03
	Olei Cacao	2.0

M.f.supp. d.tal. Dos. Nr. VI
S.: Ein- bis dreimal täglich ein Zäpfchen[146]

Verschiedene ältere Autoren machen darauf aufmerksam, dass bei Gebrauch von Tollkirschen-Zäpfchen die ausbleibende Regel älterer Frauen wieder einsetzt und Wollustgefühle auftreten. Klimakterische Beschwerden wie Hitzewallungen, erhöhter Blutdruck sollen sich nach Verabreichung einer Belladonna-Zubereitung bessern. In älteren Rezeptbüchern wird die Tollkirsche gegen Augenleiden, chronischen Alkoholismus und Zahnkaries genannt.
Störungen des vegetativen Nervensystems und Krankheiten, die aufgrund solcher Störungen manifest werden, lassen sich mit Tollkirschen-Zubereitungen günstig beeinflussen. Eine Sonderindikation ist die Anwendung von Belladonna bei Nikotinvergiftung.

Steroidhaltige Nachtschattengewächse

Viele Nachtschattengewächse, insbesondere die Solanum- und Lycopersicon-Arten enthalten in allen Pflanzenteilen Solanum-Alkaloide. Solanin, ein glycosidisch gebundenes Steroid, hat saponinähnliche Wirkungen. Es bewirkt die Hämolyse von roten Blutkörperchen und

146 Madaus, 1979: 690

gilt als Protoplasmagift. Lokal oder innerlich angewendet kommt es zu starken Reizungen, zur Erregung des Zentralnervensystems mit Krämpfen, zu Muskelzittern, Temperaturabfall und Atembeschwerden. In hohen Dosen können solaninhaltige Pflanzenteile zum Tod durch Atemlähmung führen.
In angemessener Dosierung finden steroidhaltige Nachtschattengewächse wie Bittersüss, schwarzer Nachtschatten, Kartoffel und Tomate äusserlich und innerlich bei Hautkrankheiten, chronischem Rheumatismus und Asthma Anwendung.

Aubergine – *Solanum melongena* L.

»Sie hat ihre Heimat im südlichen Asien und in Afrika
und wird bei uns nur in Töpfen gepflanzt …
Die Früchte haben ein saftiges Mark von kühlendem Geschmack.«[147]

Eierpflanze, Melanzenäpfel, Spanische Eier oder Aubergine werden die länglich tropfenförmigen fleischigen violetten Früchte von ***Solanum melongena*** genannt. In der Mittelmeerküche sind sie ein beliebtes Gemüse. Gegrillt, gekocht oder als Bestandteil von Aufläufen werden sie oft mit anderen Nachtschattengewächsen (Kartoffeln, Tomate) zusammen genossen.

»Im Welschland isst man diese Aepfel dergestalt: man siedet sie in Wasser, danach schält man sie, schneidet sie in Stücke, die bestreut man mit Mehl und röstet sie in Oel oder Butter, danach bestreut man sie mit Pfeffer und Salz und ist nicht eine unliebliche Speise, wiewohl sie dem Leib böse Nahrung geben … denn so man ihr oft isst, bringen sie böse cholerische Feuchtigkeit, Blähung, Hauptweh, Schwermütigkeit und Verstopfung.«[148]

---

147 Losch, 1914, Kräuterbuch zu Solanum melongena
148 Losch, 1914, Kräuterbuch zur Anwendung von Solanum melongena

Anwendung und Gebrauch der Aubergine

Medizinisch wurde die Aubergine nur selten als Umschlag angewandt: »Der Länge nach geschnitten und auf die Stirne gebunden, lindern Melanzanäpfel das hitzige Hauptweh, nehmen auch an andern Orten die Hitze.«[149]

Bittersüsser Nachtschatten – *Solanum dulcamare* L.

»Er wächst an Ufern und feuchten Stellen im Gebüsch
und gehört zu den mitteleuropäischen Uferpflanzen.«[150]

Die in Europa, Nordafrika, Nordamerika, Ost- und Westasien und Indien heimische, lilafarbene Blütenpflanze trägt viele Namen: Bittersüss, Alpkraut, Alpranken, Alpschoss, Eierschalenbeere, Geschwulstkraut, rote Hundsbeere, Mäuseholz, Pissranken, Seidelbeere, Teufelsklatten, Teufelsklauen etc. Solanum dulcamare, Solanum nigrum und andere Solanum-Arten wie die Schlafbeere können in der alten Arzneibuchliteratur kaum unterschieden werden, tauchen doch alle unter gleichen oder ähnlichen Namen auf.
Der Name »solanum« wird für ein Wort unbekannter Herkunft angesehen. Die Bezeichnung »dulcamara« und »niger« beziehen sich auf pflanzenspezifische Merkmale: »Die Blätter [von Bittersüss] haben gerieben einen unangenehmen Mäusegeruch; die Rinde, der Stengel und Wurzeln haben einen anfangs bittern, dann süssen Geschmack, der lange haftet.«[151] Der schwarze Nachtschatten trägt schwarze Beeren, während die Beeren des Bittersüss scharlachrot sind.

---

149 Losch, 1914, Kräuterbuch zur Anwendung von Solanum melongena
150 Losch, 1914: 137
151 Losch, 1914, Kräuterbuch zu Solanum dulcamara

Anwendung und Gebrauch des bittersüssen Nachtschattens

»Die geschnittenen Stengel sind im Absud,
20 gr. aufs Liter Wasser,
ein Reinigungs- und Schweissmittel,
besonders bei Rheumatismus«.[152]

Medizinisch verwendet wurden die getrockneten, zwei- bis dreijährigen, nach dem Abfallen der Blätter gesammelten Stengelstücke; die frischen, vor der Blüte gesammelten Triebe; die frischen Stengel mit Blättern und Blüten und die jungen, blühenden Zweige.
Der Saft der Pflanze wurde bei Prellungen, Quetschungen und Blutergüssen eingesetzt. Die Pflanze sollte das Blut auflösen, das sich irgendwo im Inneren zusammengeballt hatte, und so die schmerzenden Stellen heilen; eine Erklärung des Wirkmechanismus, der modernsten pharmakologischen Untersuchungen entspricht und auf die saponinähnliche Wirkung der Steroide zurückgeführt werden kann.

Ausserdem galten Bittersüss-Zubereitungen als vorzügliches Heilmittel bei Rheuma, Fieber und Entzündungen aller Art.

Teemischung bei Rheuma

Birkenblätter	Betulae folium	2 Teile
Bittersüsstengel	Dulcamarae stipes	1 Teil
Eschenblätter	Fraxini folium	2 Teile
Frauenmantelkraut	Alchemillae vulgaris herba	3 Teile
Goldrutenkraut	Solidaginis virgaurea herba	2 Teile
Mädesüssblüten	Spiraeae flos	2 Teile
Weidenrinde	Salicis cortex	4 Teile[153]

152 Losch, 1914, Kräuterbuch zu Solanum dulcamara
153 Rippe u.a., 2001: 183

Seine narkotischen und ausscheidungsanregenden Eigenschaften wurden als Zusatzmedikation bei Hauterkrankungen wie Ekzemen und Geschwüren, chronischem Bronchialkatarrh, Asthma und Keuchhusten sehr empfohlen. Auch bei Gelbsucht soll Bittersüss gute Dienste leisten. Es gab nur wenige Krankheiten, für die der Bittersüsse Nachtschatten nicht zu irgendeiner Zeit empfohlen wurde, übriggeblieben ist seine Anwendung als Bestandteil von Rheumatees.

Im Zauberglauben galt Bittersüss als Schutzmittel vor Behexung und wurde den Kindern in einem ledernen Säckchen als Amulett[154] um den Hals gehängt.

Judenkirsche – *Physalis alkekengi* L.

»Die Beere ist essbar, säuerlichsüss, geruchlos;
der sie umschliessende Kelch aber ist durch
seinen starken Bitterstoff verdächtig;
man achte also darauf,
dass der blasige Kelch entfernt wird,
ohne die Beere zu berühren.«[155]

Von unseren Vorfahren Boborelle, Bockerellen, Blasenbeeren, Blasenkirschen, Blasenpuppen, Erdpuppen, Judenhütlein, Judenkraut, Schlutten oder Teufelspuppen genannt, wird die Beere einer Zuchtform der Judenkirsche heute unter ihrem botanischen Namen »Physalis« gerne zur Speisedekoration oder für Desserts genutzt.

154 Gessmann: 28
155 Losch, 1914: 136

Anwendung und Gebrauch der Judenkirsche

»Und wem die Augen sich verdunkeln, der nehme ein rotes Seidentuch und streiche Judenkirsche darauf. Und wenn er schlafen geht, lege er das Seidentuch auf seine Augen. Und dies tue er so oft, und es wird die Augenverdunklung vertreiben. Aber wem die Ohren sausen, so dass er davon wie taub ist, der nehme Judenkirschen, streich sie auf einen Filz und lege diesen auf den ganzen Hals und auf den Nacken bis zu den Ohren und binde ihn. Und dies tue er oft, wenn er schlafen geht, und das Sausen in den Ohren wird aufhören. Mach auch Judenkirsche im Rauch etwas trocken und iss sie, und es unterdrückt etwas die Dämpfigkeit, wenn auch mässig. Aber wer innerlich durch Geschwüre der Eingeweide Schmerzen leidet, der nehme Weizenkleie und erwärme sie in einer Schüssel mit Judenkirschen, und er lege das auf ein Tuch, und er winde es so warm um den ganzen Bauch und den Nabel, und er wird geheilt werden.«[156]

Das in Mittel- und Südeuropa, China und Indochina heimische Nachtschattengewächs wurde medizinisch als Entzündungshemmer und Entgiftungsmittel eingesetzt. Medizinisch verwendet wurden die reifen Früchte und die Blätter. Hieraus wurden unterschiedliche Präparate hergestellt. Beliebt waren für den innerlichen Gebrauch Säfte, Weine und Sirup, denen verschiedene andere Pflanzen beigemengt wurden. Neben dem Färben der Butter, als Mittel bei »verschiedenen Fehlern der Harnwege«, gegen Blutspeien und bei Zahnschmerzen wurden die roten Beeren gerne in die Compositiones der Apotheker aufgenommen, die man »zu der Leber, Nieren und Blase bereitet«. Denn »so man diese Beeren isst oder das gebrannte Wasser davon trinkt, jedes Mal drei oder vier Löffel voll, etliche Tage damit angehalten, reinigt es die Gelbsucht, treibt den Harn und Stein, hilft wider das brennende Harnen und säubert alle innerlichen Geschwüre.«[157]

---

156 Hl. Hildegard von Bingen, 1991: 86
157 Losch, 1914, zur Anwendung von Physalis alkekengi L.

Küchlein[158] gegen Blasenentzündung

Nim der rohten Kirschen drey Quintlein / der grossen Welschen / wie auch de gemeinen Kürbsen / und Citrullensaamen / von ihren Hülsen gereiniget / jeder vierthalb Quintlein: Armenischen Bolus, Gummi Arabicum, weiss Weyrauch / Drachenblut / weissen Magsaamen / bitter Mandelnkern / Süssholtzsafft / Gummi Tragacanthi, Krafftmähl / Pineenkörnlein / jedes anderthalb Loth: Epsich und Bilsensaamen / gelben Augstein / Opium, jedes ein halb Loth: diese Stück zerstossen und zerhackt / und durcheinander vermischt / und mit frischem Safft von den Beeren befeuchtet / stoss durch einander zu einem harten Teig / darvon mache runde breite Kügelein / und lass sie sittiglich auftrucknen. Diese werden denen / so die Blasen schwüret / und Eyter harnen / nützlich in Geissmilch zerrieben und eingeben.[159]

Die Art der Rezeptur richtete sich nach der Schwere der Symptome. Bei starken Entzündungen und bakteriellen Infekten leisten antimikrobiell wirksame und entzündungshemmende Harze gute Dienste. Nachtschattengewächse und Opium wirken spasmolytisch und schmerzstillend, der hohe Gehalt an Vitamin C und Carotinoiden der Judenkirsche bewirkt eine Entzündungshemmung, Kürbis und Citrullensamen unterstützen durch ihre harntreibende Wirkung eine Dürchspülung der ableitenden Harnwege. Ein aus phytotherapeutischer Sicht durchaus sinnvolles »Hexenrezept« bei einer akuten Blasenentzündung.

In weniger akuten Fällen konnte auf angenehme Weise mit der sofortigen Einnahme eines wohlschmeckenden Weines geholfen werden: »Man pflegt auch diese roten Beeren mit den Weintrauben zu pressen und einzulegen, lässt es also miteinander vergähren; davon wird ein köstlicher Wein, welcher diejenigen gebrauchen sollen, denen der

158 Trochiscis
159 Tabernaemontanus 1731: 976

Sand und Stein viel Leids tut, denn er reinigt die Nieren und Blase wunderbarlich, früh einen ziemlichen warmen Trunk davon getan.«[160] Der Saft der reifen Beeren der Judenkirsche wird heute noch volksmedizinisch bei Ödemen und Reizblase angewendet.

Kartoffel – *Solanum tuberosum* L.

»Sie stammt aus Mexiko und Peru, kam im 16. Jahrhundert nach Europa; ihr Anbau wurde aber erst im 18. Jahrhundert allgemein.«[161]

Mit Tartuffel, Erdtuffel, Tuffel, Tüffelken, Erdapfel, Erdbirne, Grundbirne, Grumbirne und anderen Namen wurden nicht wie heute üblich eine bestimmte Sorte bezeichnet, sondern einfach die Wurzelknollen von Solanum tuberosum. Beliebt sind heute die unterschiedlichsten Züchtungen, die je nach Verwendungszweck bevorzugt werden. Festkochend oder mehlig eignen sich nicht alle Sorten gleich für eine Rösti oder einen Kartoffelstock. »Gute gesottene oder gedämpfte Kartoffeln haben einen mehligen, angenehmen, nicht zu süsslichen Geschmack. Gebraten bekommt auch die Haut einen feinen Geruch. Roh ist die Kartoffel für Menschen ungeniessbar und von widerlichem Geschmack, ja bis zu gewissem Grade giftig.«[162]

Anwendung und Gebrauch der Kartoffel

Da die Kartoffel giftige Steroide enthält, ist bei der Zubereitung roher Kartoffeln Vorsicht geboten, denn eine »Gefahr bildet das im Frühjahr erfolgende Abkneipen der Keime, welche aus den Knollen hervorsprossen. Es sind bei diesem Geschäfte schon Blutvergiftungen vorgekommen, wenn eine Wunde der Hand mit dem Safte in Berührung

---

160 Losch, 1914, zur Anwendung von Physalis alkekengi
161 Losch, 1914, Kräuterbuch zu Solanum tuberosum
162 Losch, 1914, Kräuterbuch zu Solanum tuberosum

kam. Diese Keime enthalten das Gift der Kartoffel am allermeisten. Rohe Kartoffeln geschabt, geben eine kühlende Auflage auf Verbrennungen. Gesottene Kartoffeln zerdrückt, kann man zu warmen Umschlägen auf erfrorene Glieder, Frostbeulen und dergleichen benützen. Aus der Kartoffel wird die Kartoffelstärke und ein geringer Branntwein bereitet.«[163] Die Kartoffelstärke dient in der Küche zum Abbinden von Suppen und Saucen, ist medizinischer Hilfsstoff und wird zum Nachweis von Jod eingesetzt. In der mitteleuropäischen Ernährung spielt die Kartoffel eine grosse Rolle als Quelle von Kohlenhydraten. Pellkartoffeln, Rösti, Gratin, gebraten, frittiert und verfeinert zu Kartoffelstock – kaum ein Gericht unserer Küche, das nicht mit einer Beilage aus Kartoffeln bereichert werden könnte.
Zubereitet auf unterschiedlichste Art soll die Knolle die Fruchtbarkeit verbessern und der allgemeinen Stärkung dienen. Die Mehrung des Samens wurde aus der Sicht unserer Ahnen anhand der Signaturenlehre erklärt. Die »Ähnlichkeit« der Kartoffelknolle mit dem Hoden sollte zu einer Stärkung desselben führen, was in den Augen unserer Vorfahren mit einer Verbesserung der Fruchtbarkeit einherging.

»Und wird diese Wurzel wie die Grübling in der Speis gebrauchet / unter den Aeschen gebraten / geschält / und mit Pfeffer genossen: Andere / nach dem sie gebraten / schälens / schneidens Scheibleinweis / thun feisste Brüh und Pfeffer darzu. Die Italiener kochen es mit Spinwieder Fleisch / wie die Rüben und Pastenach / und essens: die Engelländer mit Oel / Essig und Pfeffer. Und brauchens zur Stärckung der ehelichen Wercken / Mehrung des Saamens: etliche aber geben es denen zu essen / die so gar am Leib abkommen sind.«[164]

Das 6./7. Buch Moses[165] empfiehlt bei Kopfweh Umschläge aus geriebenen rohen Kartoffeln, ebenfalls werden »geriebene rohe Kartoffeln auf die Backe gelegt und mit einem Leinentuch befestigt, helfen über

163 Losch, 1914, Kräuterbuch zur Anwendung von Solanum tuberosum
164 Tabernaemontanus, 1993: 869
165 6./7. Buch Moses, 1996: 255

Nacht gegen Zahnweh.«[166] Ein heisser Kartoffelumschlag auf die Brust gelegt, wärmt und erleichtert das Abhusten bei Bronchitis.

Schwarzer Nachtschatten – *Solanum nigrum* L.

»Dieses Krauts sein unterschiedene Arten /
derer etliche tragen Beer / etliche Aepfel. Allein dieses
gebraucht man in Apotheken am meisten / das da genannt
wird Solanum officinalis … Es wächst um Zäun und Strassen /
und blühet den ganzen Sommer durch.
In Apotheken hat man das Kraut und die Beer.«[167]

St. Barbarakraut, Faulbeere, Giftblume, Hundebein, Nachtschade, Nachtschäen, Nachtschede, Naschüerken und andere volkstümliche Namen bezeichnen ein Gartenunkraut, das zu den mitteleuropäischen Kulturbegleitern gehört, den schwarzen Nachtschatten. »Die Pflanze hat einen schwachen, widerlichen Bisamgeruch; die zerdrückten Beeren riechen unangenehm und ihr Geschmack ist schleimig, etwas scharf und säuerlich.«[168] Die ganze Pflanze ist giftig. Der Grad der Giftigkeit kann je nach Boden, Klima, Art und anderen Faktoren sehr unterschiedlich sein. Im Laufe der Geschichte wird immer wieder von Rauscherlebnissen und schrecklichen Vergiftungen berichtet: »So man die Beeren isset / machen sie einen doll / und schier unsinnig / oder bringen ihn in einen tiefen Schlaf/ und weil sie schön und lustig anzusehen / werden sie von den Knaben zu Zeiten gegessen für Weinbeer / die da sterben / so man ihnen nicht zu Hülffe kommt.«[169]
Medizinisch verwendet wurde das zur Blüte gesammelte, getrocknete Kraut, die ganze frische Pflanze und die Beeren. Die Wurzel diente nach Tabernaemontanus oft als Fälschung von Mandragora.

---

166 6./7. Buch Moses, 1996: 273
167 Müllern, 1685: 1072
168 Losch, 1914, Kräuterbuch zu Solanum nigrum
169 Tabernaemontanus, 1993: 977

Zur Blutreinigung und als Frühlingskur zur Vorbeugung gegen den Einfluss des »elbischen Nachtschadendämons«[170], der namentlich nachts die Kinder mit Leibschmerzen quält, tranken die Bauern an verschiedenen Orten vom März bis April morgens Nachtschadentee. Als echt germanisches Narkotikum war der Schwarze Nachtschatten Bestandteil des ärztlichen und volksmedizinischen Arzneischatzes.

Anwendung und Gebrauch des schwarzen Nachtschattens

»Der Safft mit Eyerklar temperiert /
und auf die brennende fliessende Augen gelegt /
stillet den Fluss / und nimmet den Schmerzen«[171]

In neueren Kräuterbüchern wird der Schwarze Nachtschatten nur noch als Giftpflanze aufgeführt, während die alten Kräuterbücher deren Blätter bei Kopfschmerz, hitzigem Gliederweh und hitzigen Geschwüren auflegten. Auch gegen nächtliche Pollutionen und als entzündungswidriges Mittel bei inneren und äusseren Geschwüren und Geschwülsten, Grind, Ohrenschmerzen, Rheumatismus, Hals- und Brustentzündungen, Harnbrennen, übermässige Menses, Augen-, Leber-, Nieren- und Blasenentzündungen wurden seine kühlenden Eigenschaften geschätzt. Solanum nigrum war auch immer wieder Bestandteil von Mixturen zum Einschläfern von Kranken vor Operationen.

Vom Nachtschattenwasser heisst es: »Aus dem Kraut und Stengeln wird ein Wasser gebrennt / mehr äusserlich dann innerlich zu gebrauchen«[172]. Dieses Wasser wird für alle Arten von Geschwulsten und Entzündungen benutzt. So »den Frauen die Brüst entzündet werden/ und vor Geschwulst besorget soll man darinn genetzte tüchlein überlegen / leget auch den Schmertzen der Glieder / wie auch der heimlichen

---

170 Höfler, 1990: 98
171 Tabernaemontanus, 1993: 977
172 Tabernaemontanus, 1993: 975

Orten Manns und Weibs / aber in diesen Geschwülsten soll mans warm überlegen.«[173]

Der Weg von der Applikation »an heimlichen Orten« zum Liebes- und Zaubermittel liegt nahe. Umso mehr als »der gemeine Mann will / dass man denen / so zu Nacht für Gespengst oder dergleichen Fantaseyen erschrocken sind / des Wassers zu trinken gebe / und sagen / dass es von solcher Nutzbarkeit Nachtschaden oder Nachtschatten heissen soll.«[174]

Nicht nur Menschen, auch Haus- und Hoftiere wurden mit dem Schwarzen Nachtschatten behandelt: »Für die Schwein ist es ein köstliche Arzney; / dann wann sie im Brachmonat von Hitz oder sonst kranck werden / alsdann pflegen sie den Sauen in der Speis zu geben / als ein recht Praeservativ für alle giftige schnelle Krankheit.«[175]

Die Pflanze fand auch Eingang in die Homöopathie und wird »erfolgreich angewandt bei Mutterkornvergiftung mit tetanischen Krämpfen und Steifheit des Körpers mit Manie. Deutliche Wirkung auf Kopf und Augen. Meningitis. Chronische Toxämie der Eingeweide. Reizung des Gehirns beim Zahnen. Ruhelosigkeit von heftiger, konvulsiver Art. Ameisenlaufen mit Kontraktion der Extremitäten«[176].

Tomate – *Solanum lycopersicum* L. / *Lycopersicon esculentum* Mill.

»Seine Heimat ist Südamerika, insbesondere Peru;
er wird jetzt aber, nachdem die Italiener und andere Südländer
schon längst den Anfang gemacht haben,
auch bei uns immer häufiger angebaut.«[177]

---

173 TABERNAEMONTANUS, 1993: 975
174 TABERNAEMONTANUS, 1993: 975
175 TABERNAEMONTANUS, 1993: 977
176 BOERICKE, 1991:. 463
177 LOSCH, 1914, Kräuterbuch zu Solanum lycopersicum

Liebesäpfel, Tomaten, Paradiesäpfel, Goldäpfel gehören inzwischen zur europäischen Speisekarte und tauchen in variantenreichen Zubereitungsformen auf. Züchtungen erlauben heute die Wahl zwischen kleinen dekorativen Cherry-Tomaten und grossen festen fleischigen Tomaten. Wie die Grösse und der Geschmack ist heute auch die Farbe wählbar. Dank Gentechnologie werden an Stelle der saftigroten Früchte auch gelbe und grüne essbare Varianten angeboten.

Anwendung und Gebrauch der Tomate

»Die Blätter sind übelriechend;
die Früchte haben einen angenehm säuerlichen,
erfrischenden und eigenartigen Geschmack.«[178]

Medizinisch wurde die Tomate kaum eingesetzt. Alte Kräuterbücher berichten: »Der Saft des Krauts ist für die Augen gut, ebenso für den Rotlauf und andere hitzige Flüsse. Die Aepfel in Oel gesotten oder an der Sonne wohl mazeriert, sind gut, die hitzige Räude damit zu schmieren.«[179]

Ernährungswissenschaftlich betrachtet ist die Tomate ein vorzüglicher Vitamin- und Mineralstofflieferant und enthält einen grossen Anteil an organischen Pflanzensäuren. Ein grosses Glas frischer Tomatensaft soll bei Gicht und Rheuma helfen. Die stark riechenden Tomatenblätter vertreiben Insekten. Getrocknete Zweiglein halten im Haus Mücken, Wespen und Spinnen fern. Volksmedizinisch dient das frische Tomatenblatt auch zum »Herausziehen von Insektengift« aus der Haut. Wird ein frischer Insektenstich mit einem Tomatenblatt betupft, so schwillt die Haut nicht weiter an.

---

178 Losch, 1914, Kräuterbuch zu Solanum lycopersicum
179 Losch, 1914, Kräuterbuch zu Solanum lycopersicum

Nikotinhaltige Nachtschattengewächse

Nikotin, ist ein biologisch stark aktives Alkaloid mit sympathomimetischen und cholinergen Eigenschaften. Diese Wirkungen äussern sich klinisch unter anderem in einer Zunahme der Herzfrequenz und einer Blutdruckerhöhung, einer zentralen Stimulation sowie einer gesteigerten gastrointestinalen Motilität. Nikotin kann die Adrenalinproduktion stimulieren und wird als abhängigkeitserzeugende Substanz im Tabak angesehen.

Tabak – *Nicotiana tabacum* L.

»Vor etlichen Jahren ihn angefangen aus America zu bringen /
ietzunder aber baut man ihn in unsern Gärten /
besonders zu Hanau / welches allein unsere Apotheken
genugsam damit versiehet / doch wird diesem der Indianische /
der aus der Insul virginea florida, als seinem rechten Vaterlande
kommet / weit vorgezogen.«[180]

Medizinisch und als Genussmittel verwendet werden die getrockneten nikotinhaltigen Blätter von Tabak. »Die getrockneten Tabakblätter haben einen scharfen, ekelhaft bittern Geschmack und einen starken, für manche widrigen, für andere sehr angenehmen, narkotischen Geruch.«[181] Nikotin wird bei oraler Aufnahme (Inhalation) hauptsächlich im Mund absorbiert. Die Absorption ist langsamer und normalerweise weniger effizient als durch die Haut, da fast 50 % des inhalierten Nicotins an der Mundschleimhaut haften bleibt oder geschluckt wird. Die westliche Medizin nutzt Nicotiana tabacum nur noch in homöopathischer Verdünnung oder setzt das Reinalkaloid Nikotin in Präparaten zur Raucherentwöhnung ein.

---

180 Müllern, 1685: 992
181 Losch, 1914: 135

»Die nicht fermentierten, nur getrockneten Blätter, Folia Nicotianae, sind offizinell. Sie enthalten als wirksamen Bestandteil das Nikotin. Sie werden in Pillen zu 0.03 bis 0.15 gr. und im Aufguss als krampfstillendes Mittel bei Kolik, eingeklemmten Brüchen, Darmverschlingung, krampfhafter Harnverhaltung, Ohnmacht, Starrkrampf gegeben. Am schnellsten erfolgt die Wirkung im Klistier mit dem Aufguss von 0.03 bis 1.5 gr. auf 150 gr. Flüssigkeit. Diesen Aufguss benutzt man auch äusserlich gegen Krätze und Läuse; vielfach auch zum Bespritzen der von Blattläusen befallenen Gartenpflanzen. Es ist zu bemerken, dass die nicht fermentierten Tabaksblätter giftig sind, obwohl kaum Vergiftungen zu befürchten sind. Der Schnupftabak kann bei Schnupfen, wohl auch bei Augenleiden gute Dienste tun. Sonst über das Tabakrauchen, Schnupfen, Kauen etwas zu sagen, ist hier nicht nötig.«[182]

Anwendung und Gebrauch des Tabaks

Tabak galt medizinisch als Sedativum, Diuretikum, Expektorans und wurde als Emetikum eingesetzt, wenn alle anderen Mittel versagten. Die Einbürgerung des Tabaks in die europäische Medizin scheint die Experimentierfreude der Heilkundigen angespornt zu haben.
»Wann man dessen Rauch durch eine Pfeiffen trincket / so befördert er das Auswerffen wunderbar / tauget vor keuchen / und lindert die daher rührende Engigkeit. Dieser eingeblasene Rauch tauget gleichfals vor Mutter-Kranckheiten. Er stärcket das Haupt / bringet einen Schlaff / stillet den Schmertzen / heilet die Schuppen / und lindert alle Müdigkeit von dem Arbeiten.«[183] Und: »Um sich von der Cholera zu heilen, muss man bei den ersten Symptomen der Krankheit diese präservative Behandlung verdoppeln und sie nicht eher aufgeben, als bis jede Besorgnis verschwunden ist.«[184] Im Speziellen kommen stündlich »wurmtreibende Tabaksklystiere«[185] zur Anwendung.

182 Losch, 1914: 135
183 Müllern, 1685:. 993
184 Buchmann, 1873: 499
185 Buchmann, 1873: 499

Auch sind Personen bekannt, »die / in dem sie des Abends Taback geräuchert / sich vor dem nächtlichen Harnen dadurch befreyet.«[186]

Syrupus de Nicotiana compositus Querc.
– Zusammengesetzter Taback-Syrup

R. Gereinigten Taback-Safft
Gereinigten Meths .. in diesem macerir 2 oder 3 Tag im MB.
Blätter von Isopen / Maurrauten.
Blumen von Huflattich.
Stöchas Blumen.
Beyelein
Ochsenzungenblumen
Saamen von Baumwollen
Nesseln / Cardobenedicten
Senethülsslein
trochiscirten[187] Lerchenschwamm
Zimmet
Muscatblüth
Nägelein
trücks dann starck durch / digerirs wieder / bis alles wohl gereiniget; ... der Colatur füge bey so viel Zucker / und kochs zum Syrup. Er tauget vor alle engbrüstige Kranckheiten / die von kalten und groben Feuchtigkeiten der Lungen entstehen / und entweder langwierigen Husten oder schweren Athem erregen. Dos. ist ... oder ... aufs höchste.[188]

Der Zusatz von Tabaksaft zur schleimlösenden, antibakteriell wirksamen Rezeptur dient der Wirkverstärkung via Nervenreizleitungssystem. Dem Einsatz der Brechwurzel[189] ähnlich wird die brechreizerzeugende

---

186 Müllern, 1685: 993
187 Trochiscis sind Küchlein oder Zeltlein
188 Müllern, 1685: 354
189 *Ipecacuahnae radix*, Stammpflanze *Cephaelis ipecacuanha*

Reizung des Vagus zur Förderung der Expektoration genutzt. Ein pharmakologisches Wirkprinzip, das bis zum heutigen Tag in der Phytotherapie überlebt hat.

Schnupfpulver mit Tabak dienten der Reizung der Nasenschleimhäute, was zu einem Niesreflex mit nachfolgender Reinigung der Schleimhäute, vermehrter Durchblutung und zu einem kurzen euphorischen Gefühl führen konnte.

Errhinum in Form eines Pulvers S.Cl. - Schnupfpulver
R. Flor. ptarmic.
Betonienblumen
Tabak
Angelickenwurtzel
Schlags durch ein Sieb / und thu darzu
Den Staub von Frantzosenholtz
Der Cuben f. Pulver.
Man ziehet dessen ... in der Nasen / und dieses ziehet eben durch die Nasen und den Mund viel Schleim und Unreinigkeit.[190]

Ein anders von Johann Nicolaus Baumann M.D.
R. Indischer Tabakblätter
Florentinische Veyelwurtz
Bimsenstein
Bisam
F. Pulver
Wann es eine Frau gebraucht /
kann man den Bisam[191] aussen lassen.[192]

---

190 MÜLLERN, 1685:. 140
191 Bisam fördert die Blutung und wurde als Austreibungsmittel angewendet.
192 MÜLLERN, 1685: 330

Zur Reinigung der Nase bei Schnupfen diente eine Nasensalbe. Abschwellend, entzündungshemmend und desinfizierend half sie, die laufende Nase zu stoppen.

Extractum nasale P. despina – Nasenreinigung

R. frischen Safft von Bauchheil
Mangold
Taback / dem Weiblein
Betonien
Gummich Turbeth
Des weissesten Lerchenschwamm
Infundirs in f.q. Scabiosen-Wasser / digerirs in verschlossenen Gefäss / 8 Tag / dann giess ab / und abstrahirs bis zur Consistenz eines weichen Extracts.
Es ziehet mächtig den zähen Schleim und gesaltzene Feuchtigkeiten / vom Haupt durch die Nasen heraus / und wendet die Catarrhen, die auf die Lungen fallen / heraus / wann man ein wenig darein thut.[193]

Missbrauch und Entwöhnung von Tabak

»Der Gebrauch des Tabacks ist denen Jünglingen und Gallensüchtigen nicht allzu gut.«[194]

Heute ist Tabak wohl die weltweit verbreitetste Genuss- und Suchtdroge. Dass Rauchen die Gesundheit gefährdet, war schon kurz nach seiner Einführung in die Alte Welt bekannt und entsprechend wurde auch gewarnt. Wobei durchaus auch vor dem Passivrauchen gewarnt

[193] Müllern, 1685: 141
[194] Müllern, 1685: 993

wurde: »Tabak ist seiner narkotischen Kraft wegen der Gesundheit nachtheilig. Nervenschwache Personen greift selbst der Tabakgeruch an und sie sowohl als Diejenigen, welche an Hals- und Brustübeln leiden, müssen auch diesen so viel als möglich meiden. Das Tabakrauchen verzehrt nicht bloss den Speichel, sondern verdirbt ihn auch und ist daher der Verdauung hinderlich. Alle, die am Halse, an den Augen, am Unterleibe und an Nervenübeln leiden, sollten ihn durchaus vermeiden.«[195]

Eher ungewöhnliche Methoden zur Nikotinentwöhnung wurden dem Entzugswilligen im 17. Jahrhundert empfohlen: »Wann man Ohren-Schmalz unter den Toback mischet und trincket so machet der Rauch Erbrechen.«[196] Nikotin-Entzugswillige haben heute unzählige Möglichkeiten zur Entwöhnung. Statt in Ohrenschmalz eingebettet, versorgt die pharmazeutische Industrie den Handel mit nikotinhaltigen Nasensprays, Inhalatoren, Sublingualtabletten, Pflastern und Kaugummi mit Nikotin-Depot. Zusätzlich gibt es ein riesiges Angebot an Naturheilmitteln, Homöopathika, Akupunktur und Hypnosetechniken zur Linderung der Entzungserscheinungen.

Emplastrum antiquartium J.B.v.H. wieder das viertägige Fieber - Nikotinpflaster gegen Fieber

R. Tabak q.v. daran giess Wein s.q. lass eine halbe Stund sieden / dann colirs / der Colatur füge bey gemein Honig /
Wachs und Oel von Caparn s.q.f. Ein Pflaster / applicirs dem Miltz laulecht.[197]

---

195 Buchmann, 1873:. 24
196 Müllern, 1685:. 1287
197 Müllern, 1685: 1476

Nicotin-Depotpflaster werden heute als Substitutionsbehandlung bei der Raucherentwöhnung eingesetzt. Sie sollen der Reduktion der Entzugssymptome dienen, die bei nikotinabhängigen Rauchern nach Absetzen des Tabak-Nikotins auftreten, und dadurch die Chancen für eine dauerhafte Abstinenz verbessern. Nicht dass jemand vom Nichtrauchen abgehalten werden sollte, doch ist die Heilung nicht immer ohne Gefahr. Das »Arzneimittelkompendium der Schweiz 2002« zeigt auf, bei welcher Co-Medikation Vorsicht, mit eventueller neuer Dosiseinstellung geboten ist. Eine Raucherentwöhnung, ob mit oder ohne partielle Nikotinsubstitution, kann die Reaktion auf gleichzeitig verabreichte Medikamente verändern.

Evtl. Dosisreduktion notwendig	**Mögliche Wirkungsweise**
Acetaminophen, Koffein, Imipramin, Oxazepam Pentazocin, Propranolol Theophyllin	Deinduktion von Leberenzymen
Insulin	Erhöhung der subkutanen Insulinabsorption
Adrenerge Antagonisten wie Prazosin, Labetalol	Verminderung der zirkulierenden Katecholamine
Evtl. Dosiserhöhung notwendig	
Adrenerge Agonisten wie Isoproterenol, Phenylephrin	Verminderung der zirkulierenden Katecholamine

Bauerntabak – *Nicotiana rustica* L.

»Etliche zweifeln /
ob man dies Kraut für ein Bilsenkraut halten soll /
dieweil der Saame etwas scharff ist.
Andere aber haben durch Erfahrung /
dass der Safft von diesem Kraut /
oder die Blätter zerrieben /
die Läuss und Flöh vertreiben /
welches an Hunden offt versuchet ist worden /
dann sie geschwind herabfallen.«[198]

Der Bauerntabak, auch gelbes Bilsenkraut genannt, stammt vermutlich aus Mexiko und wird heute weltweit kultiviert, vornehmlich zur Gewinnung von Nikotin für Insektizide. Die getrockneten Blätter von Nicotiana rustica werden kaum als Genussmittel verwendet. Tabernaemontanus und andere Kräuterbücher älteren Datums unterscheiden in ihren Anwendungsempfehlungen und Rezepturen selten zwischen Hyoscyamus niger, Hyoscyamus albus und Hyoscyamus peruvianus, dem Bauerntabak. Da aber wild neben Strassen und Äckern nach Tabernaemontanus nur das schwarze Bilsenkraut vorkommt, »die andern zwey sind fremd / müssen in Gärten gepflantzet werden«[199], liegt die Vermutung nahe, dass der gelbe Bauerntabak im europäischen Raum kaum medizinisch genutzt wurde: »Man macht ein Oel auss diesem Kraut / welches gar heilsam / und sonderlich frische Wunden bald heilet / darum dann etliche ein Nicotianam daraus machen / andere nennen es Hyoscyanum vulnerarium, das ist Wundbilsen.«[200]

---

198 Tabernaemontanus, 1993: 970
199 Tabernaemontanus, 1993: 969
200 Tabernaemontanus, 1993: 970

Capsaicinhaltige Nachtschattengewächse

Zur Isolierung der Reinsubstanz Capsaicin werden die getrockneten Früchte von Capsicum frutescens verwendet. In kleinsten Dosen angewendet, stimuliert Capsaicin die Speichel- und Magensaftsekretion und regt die Magenmotorik an. Die farblosen Capsaicinkristalle sind noch in einer Verdünnung von 1:2 Mio. wahrnehmbar. So führt Capsaicin schon in Minimalmengen zu Brennen im Mund, zu Hitzegefühl und in höheren Dosen sogar zu Blasen. Sehr grosse Dosen verursachen Entzündungen im Magen-Darmbereich.

Capsaicin-Salbe 0.025 und 0.075%:

Capsici extractum liq. norm. Ph.H. VII	1.25 g resp. 3.75 g
Unguentum cetylicum Ph. H. VII	ad 100 g[201]

Auf Schleimhäuten und zarten Hautpartien erzeugt der Chili-Wirkstoff ein heftiges Brennen und Schmerzgefühl. Der Wärmereiz löst im entsprechenden Gebiet eine Mehrdurchblutung aus. Über die Schmerzleitung werden einerseits Lust bringende Transmittersubstanzen ausgeschüttet, andererseits kommt es bei chronischer Applikation zu einer langanhaltenden Analgesie.

Spanischer Pfeffer, Paprika – *Capsicum annuum* L.

Die Paprikapflanze kam nach der Entdeckung Amerikas nach Europa. Die Früchte der verschiedenen Sorten des spanischen Pfeffers unterscheiden sich in ihrem Capsaicin-Gehalt beträchtlich. Gekocht und roh zubereitet, schmecken die süssen bis halbsüssen Sorten der Gemüse-Paprika mild und angenehm. Der Gemüse-Paprika reift von grün über gelb nach rot. Er unterscheidet sich in Geschmack und Aussehen stark

201 Schweizerische Apothekerzeitung, Nr.8, 15.04.1993, 131. Jahrgang

von den scharfen Sorten, dem Gewürz-Paprika oder Spanischen Pfeffer. Die längliche rote Frucht des Spanischen Pfeffers ist im Vergleich zum Gemüse-Paprika sehr scharf. Der Scharfstoff Capsaicin, der auch für die Würzkraft verantwortlich ist, findet sich in den Früchten, vor allem in den Samen. Gemüsepaprika enthält nur Spuren davon. Durch Hybridisierung sind zahlreiche Züchtungen entstanden, die sich in Grösse, Form, Farbe, Geschmack und ihren Gehalt an Scharfstoffen voneinander unterscheiden.

Anwendung und Gebrauch der Paprika

Gemüse-Paprika enthält enorme Mengen an Vitamin C, die rote, ausgereifte Frucht enthält oftmals weit über 1 Gramm, und ist ein vorzüglicher Lieferant lipophiler Carotinoide. Paprika gilt in der Volksmedizin als Mittel um Herz und Kreislauf zu festigen, Herzinfarkt vorzubeugen und Durchblutungsstörungen zumindest zu lindern. Hierbei wirkt sich aber nicht nur Vitamin C, sondern auch Capsaicin positiv auf den Organismus, sofern die Dosis entsprechend hoch ist.
Nachdem Kolumbus Paprika nach Europa brachte, verbreitete sich das Gewürz rasch. Die Frucht wurde als eines der wertvollsten Produkte Mexikos angesehen. Die Wirkung der Früchte wird als hilfreich bei Wassersucht, zusammen mit Lorbeeren gegen Wechselfieber, als Verdauungsmittel und zur Erregung des Gefäss- und Nervensystems beschrieben. Bei der Behandlung von Suchtkrankheiten soll die Pflanze der beste Ersatz für Alkohol und Opium sein. Auch gegen funktionelle Impotenz, Spermatorrhöe und andere Erkrankungen im Urogenitalbereich soll sie helfen. In der französischen Volksmedizin wird Paprika gegen Hämorrhoiden eingesetzt. Daneben gibt es noch eine Reihe von unterschiedlichen Anwendungen in der Volksmedizin verschiedener Länder.

Rheumatismus-Fluid nach Ladewig	
20 Gramm	Kampfer
10 Gramm	Rosmarinöl
10 Gramm	Senfmehl
10 Gramm	Spanischpfeffer
10 Gramm	Ammoniakflüssigkeit
10 Gramm	zerquetschte Wacholderbeeren
10 Gramm	Jodtinktur
20 Gramm	Ameisenspiritus
400 Gramm	Weingeist von 90 %

der Kampfer wird erst in dem Weingeist gelöst und setzt man dann die andern Teile zu, alsdann lässt man 3 Tage stehen, presst und filtriert. Man reibt täglich 2 bis 4 mal dieser Fluidflüssigkeit ein und umwickelt die eingeriebenen Stellen mit Wolle.[202]

In der Homöopathie wird der Spanische Pfeffer vor allem als Konstitutionsmittel eingesetzt. Paprika »scheint besonders passend für Personen mit lockerer Gewebebildung, schwach; verringerte vitale Wärme, Schlaffheit, Plethora, Trägheit, Kälte. Mangelnde Reaktionsfähigkeit. Fettleibige Menschen, träge, abgeneigt gegen körperliche Anstrengungen, mögen nicht von der Routine abweichen, leicht heimwehkrank.«[203]

Cayennepfeffer – *Capsicum frutescens* L.

Während vom spanischen Pfeffer verschiedenste Kulturformen den Markt überschwemmen, handelt es sich bei der Stammpflanze des Cayennepfeffers um eine eigenständige Art.

---

202 Ladewig, 1922: 154
203 Boericke, 1991: 131

Anwendung und Gebrauch des Cayennepfeffers

Cayennepfeffertinktur (Tinctura Capsici) wird medizinisch bei schmerzhaften Muskelverspannungen und rheumatischen Beschwerden eingesetzt. Cayenne wirkt auf Nervenendigungen, führt in hohen Dosen eine Analgesie herbei und erzeugt ein Wärmegefühl. Es wirkt stark durchblutungsfördernd, entzündungshemmend (Hemmung der Prostaglandinsynthese) und anästhesierend.

Arznei- und Hexenpflanzen aus anderen Familien

»Angelica: O Blumen, die ihr Gift im Kelch verschliesset,
's ist Zeit, dass euren Balsam ihr ergiesset.
Komm Oleander, Kirschenlorbeer, wo bist du?
Tollkraut, du schönes, komm doch.
Und nun zu dir, du schlangengift'ger Schierling!
Du sagst mir: ›Vergiss mein nicht!‹ Und ich gedenk' dein.
Komm mir nun zu Hülfe!
Euch Blumen alle segne ich von Herzen,
weil ihr mich nun erlöst von allen Schmerzen!«[204]

Schierling – *Conium maculatum* L. (Fleckenschlierling)

»Die frische Pflanze hat gerieben einen widrigen,
den spanischen Fliegen ähnlichen Geruch;
die getrocknete riecht mäuseartig.
Der Geschmack der Blätter ist widerlich, salzig bitterlich scharf.«[205]

---

[204] Aus Suor Angelica von Giacomo Puccini, zitiert nach Zaugg, 2001: 340
[205] Losch, 1914, Kräuterbuch zu Conium maculatum

Der Schierling findet sich heute nur noch selten auf unbewirtschafteten Schutthalden, an Wegen, Hecken und Zäunen. Aus dem Geschlechte der Schierlinge war in Apotheken die Cicuta major vorrätig: »Etliche sagen man soll die Wurzel graben um die Zeit der Tage Saturn und Sol. Dieses Gewächs gehöret billich unter die Gifft / die ihrem ganzen Wesen nach würcken. Die Athenienser / der weltweisen Feinde haben selbe sehr berühmt gemacht / in deme sie dessen Safft in öffentlichen Gerichten gebrauchet / wie Sokrates mit seinem Schaden bezeuget / den sie durch einen Trunck Schierling-Safft getödtet. Sonsten ist derer eusserlicher Gebrauch nicht zuverachten / wann man ihn in Form eines Pflasters in obberühren[206] Milz – Beschwerden gebrauchet. Doch ist derer Gebrauch bey denen Weibern / die Milch aus denen Brüsten damit zu vertreiben / nicht rathsam ...«[207]

Anwendung und Gebrauch des Schierlings

Der medizinische Gebrauch ist heute auf Grund der Seltenheit der Pflanze vernachlässigbar. Ausserdem ist eine Dosisbestimmung überaus schwierig. Früher verwendete man den Schierling bei Entzündungen der Milz, wie dieses Zitat belegt: »In Apotheken hat man die Blätter / und Wurzel / wiewol diese gar selten. Ob man ihn gleich vor sich kalt hält und deswegen unter die Gifft zehlet / so brauchet man doch selben heutiges Tags sehr offt in Geschwulsten und Entzündungen des Milzes / man kochet dessen Safft mit dem Milz-Pflaster / und gebrauchets eusserlich: man bedienet sich dessen auch in andern Entzündungen / und iezuweilen in Augen- Arzneyen.«[208]

Schon im 17. Jahrhundert galt Schierling als stark narkotisches Gift und durfte deshalb nur vom Arzt verordnet werden. Bei Vergiftungen wurde dazu geraten, Kaffee und Essig zu sich zu nehmen und zu erbrechen.

---

206 berührungsempfindlich; wohl aufgrund einer Entzündung
207 Müllern, 1685: 874

Schierlingspflaster (Emplastrum conii)

40 Gramm	gelbes Wachs,
10 Gramm	Olivenöl,
20 Gramm	Schierlingspulver.

Herstellungsweise wie Belladonna-Pflaster[209]

Noch im 19. Jahrhundert empfielt Buchmann Schierlingsbäder gegen Hautentzündungen und Gichtschmerzen: »Fantonetti wendet gegen hitzige und langwierige Hautentzündungen und Gichtschmerzen die Schierlingsbäder an. Man lässt 12 Stunden lang 16 bis 20 Loth Schierling mit 8 bis 10 Pfund Wasser aufgiessen und schüttet diesen Aufguss in das bis zu 26° oder 27° C. erhitzte Wasser einer Badwanne. Der Kranke muss 1 bis 2 Stunden im Wasser bleiben und man muss sorgen, dass die Badwanne durch einen Deckel verschlossen sei, welchen man so anbringt, dass der Kranke den Dunst nicht athmen kann, welcher ihm Kopfschmerzen oder Schwindel verursachen würde.«[210]

Homöopathisch wird der gefleckte Schierling nur in äusserst seltenen Fällen eingesetzt. Die wichtigsten Symptome decken sich mit Beschreibungen seiner Giftwirkung: »Patient fällt bewusstlos hin, tetanische oder klonische Konvulsionen. Körper schweissbedeckt.«[211]

208 Müllern, 1685: 874
209 Ladewig, 1922: 141
210 Buchmann, 1873: 408 f
211 Boericke, 1991: 6

Eisenhut, Sturmhut – *Aconitum napellus* L.

»Betäubung, Aconite,
wo Lust und Leiche winkt,
lernäische Gebiete,
die meine Seele trinkt,
aus Element - Bedrängnis
ihr Flötenlied, ihr Schrei:
o gib in Giftempfängnis
das Ich, dem Ich vorbei.«[212]

Der Blaue Eisenhut enthält beträchtliche Mengen Aconitin. Aconitin ist in Wasser nur sehr wenig, in Alkohol und Fetten dafür umso besser löslich. Dadurch verteilt es sich nicht nur in der fettigen Salbe gut, sondern es kann auch die Hornhautschicht (Epidermis), die vor allem aus abgestorbenen Hautzellen und Fetten besteht, besonders gut durchdringen. Ein Grund dafür, dass beim Anfassen des Sturmhuts Vorsicht angebracht ist und die Hände gewaschen werden sollten.

Aconitin wirkt zunächst erregend, dann lähmend auf das Nervensystem. Dies betrifft besonders die motorischen Zentren im Gehirn und Rückenmark. Symptome einer Aconitinvergiftung sind Brennen in Mund und Kehle, Übelkeit, Erbrechen, Pelzigsein der Haut bis hin zu vollständiger Anästhesie. Tod kann durch Atemlähmung eintreten. Aconitin scheint ein Hauptbestandteil der Werwolfsalben zu sein, was gut zu dem »pelzigen« Gefühl passen würde. Die letale Dosis beträgt beim Menschen lediglich 1 bis 10 mg/kg Körpergewicht.
Der blaue Eisenhut ist eine verbreitete Hochgebirgs- und Alpenpflanze, die aber auch in Gärten angepflanzt wird.

---

212 Gedicht von Gottfried BENN

Anwendung und Gebrauch des Eisenhuts

»Alle Theile der Pflanze sind sehr scharf und giftig,
erregen Brechen, Kälte, Schwindel, Schlafsucht und oft Tod.
Auch der aus den Blüten stammende Honig ist giftig.«[213]

Eisenhütlein, blauer Sturmhut, Apollonienkraut, Apollonienwurzel, Blaulappenblumen, Taubenkutschen, Eisenhart, blaue Elster, blaue Fuchswurz, Giftblume, Hamburger Mützen, Helmblume, Helmkraut, Hundstod, Kille, Kutsche und Pferd, Laubritschen, Mönchskappen, Pfaffenmütze, Paterskappe, Teufelswurz, blaue Wolfswurz, Würgling, Ziegentod viele unterschiedliche Namen deuten auf sein Aussehen oder seine Wirkung hin. Heute wird die Pflanze medizinisch nur noch in homöopathisch potenzierter Form eingesetzt. Äusserlich angewendet in kleiner Dosierung wirkt ein Extrakt aus blauem Eisenhut wie Schierling bei Nerven und rheumatischen Schmerzen durchblutungsfördernd und schmerzstillend. Laut einem alten Bericht über eine Hinrichtung sollen sich zwei Stunden nach der Einnahme des blauen Eisenhuts folgende Vergiftungserscheinungen einstellen:
» ... /verwandt er die Augen scheusslich / sperrete und zerrete ds maul / kruemmet den halss / sass auff einem Stock / und were dissmal ueberrueck auff die erden gefallen / wo ihm der Scherge nicht gehalten hatte. Dieweil besprengt man ihm das Antlitz mit Weinessig / und rupffte ihn bey den Haaren / da kam er alsbald wiederub zu sich selbst / und machte sich unrein. Darnach legt man ihn auff stroh / da klagt er / wie ein Schauder oder Kaelte ihn anstiesse / nach dem brach er sich / und speyete viel stinckenden wust und gewaesser aus von Farben gelb und bleich schwartz / darauff sagt er / er spuerete Besserung. Aber nit lang darnach wendet er sich auff die ander Seyten / als wollt er schlafen / so man ihm jedoch den schlaff verbotte / starb er sanft ohn alle andere Zufaelle und Bewegung / gleichweise als entschlieff er / das Antlitz wurde ihm bleischwartz.«[214]

---

213 Losch, 1914, Kräuterbuch zu Aconitum napellus
214 http.//ash.xanthia.com/freitod/archiv1.html; Ausdruck 23. Mai 2002

Säuren, Wein, Kaffee, Limonade und saure Früchte modifizieren die Wirkung von Aconitin. Essig in grossen Dosen wirkt als Gegenmittel bei Vergiftungserscheinungen.[215] In der obigen Geschichte wird der Weinessig jedoch zur Errettung des zum Tode Verurteilten nicht sehr erfolgreich angewandt. Das Bespritzen des Gesichts mit Säure bildenden Stoffen reicht nicht als Antidot aus. Darüber, ob der folgenden Rezeptur mehr Erfolg als Gegengift bei einer Aconitinvergiftung beschieden ist, liegen keine neueren experimentellen Untersuchungen vor: »Der gedörrte und zerpulverte Koth ist des Napelli [Eisenhut] Gegengifft. Wann einer 1. gr. vom Napello einnimmet / so muss er in 4. Stunden sterben / kann ihm auch durch kein anderes Mittel geholfen werden / denn durch Menschenkoth / den man frisch oder trocken trinken kann.«[216]

Schlafmohn – *Papaver somniferum* L.

»Der Mohn ist kalt und mässig feucht, und seine Körner führen,
wenn man sie isst, den Schlaf herbei und verhindern
den Juckreiz, und sie unterdrücken die rasenden Läuse und Nisse,
und im Wasser gesotten können sie gegessen werden.
Aber roh sind sie besser und nützlicher zu essen als gekocht.
Das Öl aber, das aus ihnen ausgepresst wird,
nährt den Menschen nicht und erquickt ihn nicht.
Es bringt ihm auch nicht vollkommene Gesundheit oder Krankheit.
Und dieses Öl ist kalt, die Körner aber sind warm.«[217]

Die Stammpflanze des schon seit frühester Zeit bekannten Opiums ist ein 70 bis 120 cm hohes, einjähriges Kraut. Zur Fruchtreife bildet sich eine Kapsel, die Hunderte blaugraue nierenförmige Samen enthält. Alle Teile des Schlafmohns sind von einem Geflecht aus Milchröhren

---

215 Boericke, 1991: 8
216 Müllern, 1685: 1293
217 Hl. Hildegard von Bingen, 1991: 144

durchzogen. Die noch unreife Fruchtschale enthält besonders viel Milchsaft und wird zur Gewinnung von Opium genutzt. Heute werden Opioide als sehr starke Schmerztherapeutika, bei extremer Schlaflosigkeit, Peritonitis und zur Hemmung sehr starker Stuhlabgänge bei Durchfall eingesetzt. Die aus Opium gewonnenen Einzelsubstanzen haben unterschiedliche Eigenschaften. Sie sind hypnotisch, sedativ, adstringierend, expektorierend, diaphoretisch und antispasmodisch. Opium wurde allein oder in Kombination mit anderen Pflanzen zur Schmerzbekämpfung und Ruhigstellung angewandt, sowie bei Diarrhöe und bestimmten Formen von Husten verabreicht. Schröder schrieb 1685 der Schlafmohn bringe den Schlaf und werde bei Brust- und Lungenkrankheiten, Husten, Heiserkeit, Lungensucht und Bauchfluss gebraucht. Äusserlich diene er der Linderung von Schmerzen. Im DAB[218] 1 von 1872 wurde festgelegt, dass der Mohnsamen nur ganz gehandelt, zum Backen und als Öl verbraucht werden sollte. Der Presskuchen durfte als Viehfutter verwertet werden. Die Mohnköpfe galten als einschläferndes Mittel und waren Bestandteil schmerzlindernder und beruhigender Kataplasmen.

Folgende Behandlungsvorschläge bei Hämorrhoiden und Fieber fallen heute in vielen Ländern unters Betäubungsmittelgesetz: »Gegen schmerzhafte Hämorrhoidenknoten werden 3 grosse Mohnköpfe mit dem Samen in Wasser ausgekocht (1 Liter bis zum vierten Teil einkochen) der Absud wird warm auf den After gelegt. In der Regel wird in sehr kurzer Zeit Erleichterung eintreten.«[219] Und: »Emulsio refrigerans, kühlende Milch: R. Gebrant Decoct, oder wann der Bauch verschlossen / geraspelt … der 4 grossen kalten Saamen Mohnsaamen f. eine Milch. Sie ist treflich gut in Fiebern / besonders wann selbe starck grassiren / zu gebrauchen. N. In Seitenstechen pfleg ich noch Schnellblumen-Wasser dazu zuthun / mit Hanffsamen.«[220]

---

218 Deutsches Arzneibuch, 1. Ausgabe
219 6./7. Buch Moses, 1996: 247
220 Müllern, 1685: 140

Anwendung und Gebrauch des Mohns

»Maslach ist nichts anders / dann der aus denen verwundeten
weissen Mahen-Häuptern schwitzende Safft / wann sie
nehmlichen ihre beste balsamische Krafft haben /
der bey wachsenden Mond gesammelt worden ist.
Daraus bereitet man Pilulen von ʒ ß bis ʒj. welche nach Unterscheid
der Temperamenten wircken. Etliche bekommen von dessen
Gebrauch anmuthige Träume / und sehen im Schlaff
Tänze der allerschönsten Jungfrauen.«[221]

Mohn ist heute keine gebräuchliche Heilpflanze mehr. Der medizinische Gebrauch beschränkt sich auf die Anwendung von Opiumtinktur bei starken Durchfällen. Mohnsamen werden zur Herstellung von Mohnkuchen und Mohnbrötchen verwendet. Medizinisch immer noch bedeutsam ist der aus den unreifen Samenkapseln gewonnene Saft (Latex). Dieser Saft ist das Ausgangsprodukt zur Gewinnung von Opium.

Opium

»Das Opium besitzt eine Krafft / die bewegte unruhige
und auffrührische Geister zu bendigen / und bringet auch
aus einer besondern Eigenschafft den Schlaff /
welcher Schlaff samt der Empfindungs Verminderung ein sehr gutes
Mittel ist in stetigem Wachen und grossem Schmerzen.
Allein ermeltes Opium besitzet auch etliche schädliche Kräfften /
indem es den Harn und Stulgang auffhält /
hat auch eine rechte Bosheit bey sich / dadurch es eine Bleiche
der Glieder / kalten Schweiss / und schweren Athem verursachet /
und einem den Verstand benimmt.«[222]

221 Müllern, 1685: 1143
222 Müllern, 1685: 1145

Die Geamtwirkung der Opiumalkaloide wird in der medizischen Fachliteratur folgendermassen umschrieben: Bei erhaltenen Sinneswahrnehmungen Einschränkung der geistigen Leistungsfähigkeit, reaktive Euphorie, Sedierung, Analgesie, Miosis, Bradykardie, verlangsamte Atmung, Somnolenz, motorische und psychische Unruhe, zuletzt Atemlähmung.

Ausser zur Behandlung von starkem Durchfall nutzt die moderne westliche Medizin Opium kaum mehr. Sehr beliebt jedoch sind die einzelnen Wirkstoffe des Opiums: Morphin, Codein, Papaverin, Thebain und Noscapin. Jede dieser Substanzen hat ein unterschiedliches Wirkspektrum. Durch synthetische Herstellung und Derivatisierung konnte eine Vielzahl an Substanzen aus der Grundsubstanz Opium geboren werden. Derivate der Opiumalkaloide wirken im Allgemeinen spezifischer an bestimmten Rezeptoren als ihre natürlichen Vorbilder. Die Indikationsgebiete für Opium haben sich aber nicht verändert.

Extractum Opii querc.

Auserlesen Opii q.v. schneids in dünne zarte Stücklein / und tröckne sie in einer vergläserten Schalen bey gelinder Wärme (in Sand) hüte dich vor dem Rauch / bis man sie mit einem Finger in ein Pulver zerreiben kann / und der Gestank meistens vergangen ist. Also ist der stinkende Schwefel davon / in dem ermelte narcotische Krafft bestunde.

R. dieses von seinem narkotischen Schwefel befreyete Opium, extrahirs f.a. mit dem stärcksten Essig (oder Limoniensafft) dann zieh das menstruum im Mar. Baln.[223] Bis zur Honigdicke ab.

N. Die feces, die nach Ausziehung der Tinctur zurück bleiben / kann man zu eusserlichen schmertzenstillenden Mitteln im Podagra gebrauchen.[224]

223 Wasserbad

224 Müllern, 1685: 1147

Die wichtigsten Opiumalkaloide und ihre Derivate

Inhaltstoff	Wirkungspektrum	Anwendungsgebiet	Pharmazeutische Spezialitäten (Auswahl)
Opiumalkaloide			
Opium	Antitussivum Antidiarrhoicum	Reizhusten Durchfall	Pectocalmine®, Bromocod® N, Opii tinctura normata PhH9
Codein (HCl, phosphat)	Antitussivum Analgetikum	Reizhusten Schmerzen	Bromocod® N Euphon® N Co-Dafalgan®
Morphin (sulfas pentahydricus)	Narko-Analgeticum	Starke Schmerzen Spasmen	Spasmosol® Kapanol® MST Continus®
Noscapin	Antitussivum	Reizhusten	Tussanil® Noscorex®
Papaverin	Antitussivum	Reizhusten	Solvedril®
Thebain (Paramorphin)	Krampfgift	keine medizinische Anwendung	
Synthetische und Halbsynthetische Derivate von Opiumalkaloiden			
Dextromethorphan	Antitussivum	Reizhusten	Bexin®
Ethylmorphin HCl	Antitussivum	Reizhusten	Sainbois® Neue Formel
Pholcodin	Antitussivum	Reizhusten	Pectocalmine® Pholtussil®
Alfentanil	Narko-Analgeticum	Narkose	Rapifen®
Buprenorphin	Narko-Analgeticum	starke Schmerzen Myokardinfarkt	Subutex® Temgesic®

Inhaltstoff	Wirkungspektrum	Anwendungsgebiet	Pharmazeutische Spezialitäten (Auswahl)
Synthetische und Halbsynthetische Derivate von Opiumalkaloiden			
Dextropropoxyphen	Analgeticum	Schmerzen	Distalgesic®
Fentanyl	Narko-Analgeticum	Analgetikum für die Anästhesie starke Schmerzen	Syntanyl® Fentanyl®
Heroin (Diacetylmorphin)	Narko-Analgetikum	Legale Heroinabgabe an Süchtige (Schweiz)	
Hydrocodon	Antitussivum	Reizhusten	Dicodid® Paracodin®
Hydromorphon	Narko-Analgeticum	starke Schmerzen Spasmen	Dilaudid®
Methadon HCl	Narko-Analgeticum Substitution von Heroin	starke Schmerzen Heroinabhängigkeit	Ketalgin®
Nalbuphin	Narko-Analgeticum	starke Schmerzen	Nubain®
Nicomorphin HCl	Narko-Analgeticum	starke Schmerzen	Vilan®
Oxycodon HCl	Narko-Analgeticum	starke Schmerzen	Oxycontin®
Pethidin HCl	Narko-Analgeticum	starke Schmerzen Spasmen	Pethidin HCl (div. Firmen)
Pentazocin	Narko-Analgeticum	starke Schmerzen Anästhesie	Fortalgesic®
Remifentanil	Narko-Analgeticum	Narkose starke Schmerzen	Ultiva®
Sufantanil	Narko-Analgeticum	postoperative Schmerzen Anästhesie	Sufenta®
Tilidin	Narko-Analgeticum	starke Schmerzen	Valoron®
Tramadol	Narko-Analgeticum	starke Schmerzen	Tramal® Ecodolor®

Anwendung und Gebrauch des Opiums und seiner Wirkstoffe

Opium ist nicht nur ein Mittel zum Rausch, im Gegenteil, seine Wirkungen und die der isolierten Einzelstoffe sind äusserst vielfältig, insbesondere im Einsatz als Arzneimittel. Über die vielfältigen Wirkungen eines modernen Präparates aus der Gruppe der Opioide und der Tropanalkaloide unterrichten die folgenden Auszüge aus der Fachinformation[225]:

Spasmosol®
Betäubungsmittel: Analgetikum, Spasmolytikum
Zusammensetzung
1 Ampulle zu 1 ml: Morphini hydrochloridum 13,2 mg corresp. Morphinum 10,0 mg, Codeini hydrochloridum 0,5 mg, Papaverini hydrochloridum 30 mg, Noscapini hydrochloridum 4,9 mg corresp. Noscapinum 4,3 mg, Atropini sulfas 0,5 mg, Aqua q.s. ad solutionem pro 1 ml.
Indikationen/Anwendungsmöglichkeiten
Mittelstarke bis starke akute und prolongierte Schmerzen bzw. bei ungenügender Wirksamkeit nicht opioider Analgetika und/oder schwacher Opioide wie z.B. bei: schwersten Schmerzzuständen mit und ohne Spasmen; postoperativ nach Frakturen; Karzinomschmerzen; enteralen Schmerzen und Spasmen (ausser akutes Abdomen), Nieren- und Gallenkoliken.
Unerwünschte Wirkungen
Atemdepression, Blutdruckveränderungen, Bradykardie oder Tachykardie. Mundtrockenheit, Schluckbeschwerden, Akkommodationsstörungen, Hemmung der Schweisssekretion sowie Übelkeit, Erbrechen, Obstipation, Harnretention, Schwindel, Kopfschmerzen, Gesichtsrötung, Sedation, Unruhe und Flush.
Euphorie, Dysphorie, Nervosität, Halluzinationen, Delirium und epileptische Anfälle sind nicht ausgeschlossen.

Spasmosol® ist ein Kombinationspräparat, bestehend aus Alkaloiden des Opiums und Atropin mit stark analgetischer und spasmolytischer Wirkung. Das Präparat enthält die Opiate Morphin, Codein und Noscapin, das Parasympatholytikum Atropin und das Spasmolytikum Papaverin.

Anders als heute bemühten sich die alten Arzneihersteller um eine möglichst vielfältig wirkende Rezeptur. Seit Mitte des 20. Jahrhunderts versucht die wissenschaftlich gestützte Medizin Substanzen zu isolieren und zu entwickeln, die eine einzige spezifische Wirkung zeigen. Unsere Ahnen stellten ihre Arzneimittel so zusammen, dass unerwünschte Wirkungen aufgehoben und erwünschte Effekte unterstützt wurden. Ein System der Multi-Medikation, das sich heute hinter der Einnahme verschiedenster Pillen gegen Krankheit und Nebenwirkung versteckt. Die gleichzeitige Verschreibung eines Medikaments gegen die Nebenwirkung eines zur Behandlung indizierten Heilmittels gehört zur täglichen Hausarztpraxis. Statt einer Kombination verschiedenster Pillen und Trünke verschrieben die alten Ärzte Mehrstoffgemische. Bekannt sind unzählige Opiumzubereitungen.

Heimsche Hustenpillen
werden bei starkem Husten angewendet.

Die Bestandteile:

1,2	Gramm	Opiumtinktur
2	Gramm	Fingerhutblätter, gepulvert,
2	Gramm	Brechwurzel, gepulvert,
12	Gramm	Alantwurzelextrakt,

werden mit Altheewurzel gepulvert, gemischt und daraus 100 Pillen angefertigt.[226]

---

225 Arzneimittelkompendium der Schweiz, Ausgabe 2003
226 Ladewig, 1922: 70

Laudanum opiatum – Zubereitungen aus Opium

»Das laudanum opiatum ist nichts anders / denn ein Extract des Opii, der durch Beymischung der Gifft-Mittel und herzstärckenden Artzneyen verbessert worden. Man nennet es aber Laudanum, weilen dergleichen Mittel ein sonderbares Lob verdienet / wegen der vortrefflichen Tugenden / die es in denen schwersten Kranckheiten leistet / dergleichen seyn /

1. die Schmertzen stillen /
2. den Schlaff bringen /
3. alle Flüss stillen.
4. Das Brennen löschen.
5. die Natur stärcken / die unruhigen Geister in der Tobsucht / Zipperlein / der schwehren Noth beruhigen.«[227]

Unter der Bezeichnung »Laudanum opiatum« finden sich unterschiedlichst zusammengesetzte Rezepturen zur Behandlung verschiedenster Beschwerden. Kompliziert zusammengesetzte Rezepte waren beliebt, einfachere schienen weniger wirksam zu sein.
Bei dem letzten Cholera-Ausbruch in Neapel sollen viele Menschen gerettet worden sein, indem sie nachstehendes Mittel sogleich angewendet haben.[228]

Tinctura Valer.acht
Vin Specac.
Laudanum Siq. Sydenhani. [Rezept siehe Seite 16]
Oleum Menthae Piperitae
Von dieser Medizin nehme man je nach dem Alter 10 bis 30 Tropfen in einem Thee von gleichen Theilen Kamillen und Pfeffermünze und suche in Schweiss zu kommen.[229]

---

227 Müllern, 1685: 1148
228 Buchmann, 1873: 500
229 Buchmann, 1873: 500

Eine fast literarisch anmutende Zusammensetzung einer Opiumzubereitung, die auch Bilsenkraut enthält, ist das Laudanum opiatum Crollii.

Laudanum opiatum Crollii.
R. Des thebaischen Opii
reinige es in Hyssopen-Wasser / dann extrahirs in Spir. Vin.
R. Bilsenkraut-Safft (diese Wurzel muss zu rechter Zeit gesammelt werden) der in der Sonnen inspissiret worden. Extrahirs in spir. Vin.
R. Spec diambrae diamoschi, Extrahirs.
Diese Extract muss man 2. monat digeriren / und hinbey mischen
Frembder Mumiae
Salz von Perlen / Corallen.
Des Agsteins Liquoris, der durch das alcohol des weins ausgezogen worden.
Des Gebeinleins aus dem Hirschhertzen / Bezoar-Stein.
Des mineralischen oder animalischen Einhorns.
Bisam /Amber
In Mangel des wahren Trinck-Goldes das sonder zernagende Sachen bereitet worden / kann man letztens darzu thun Oel von Anis / Wiesen-Kümmel /
Pomeranzen / Zitronen / Muscaten / Nägelein / Zimmet /Agstein /
Mach daraus eine Pilulen-Massen[230]

Laudanum opiatum
R. des Extracts opii so noch fleissig / wie Honig ist. Magisterii oder des Salz der Corallen / Perlen a ʒ ß. Safran Extract ʒij. M. alles wol / und behalts / zu letzt kann man etliche Troppfen Negeleinöl darzu thun.
Andere thun auch Spir. Vitriol. Darunter.[231]

---

230 MÜLLERN, 1685: 1150
231 MÜLLERN, 1685: 1148

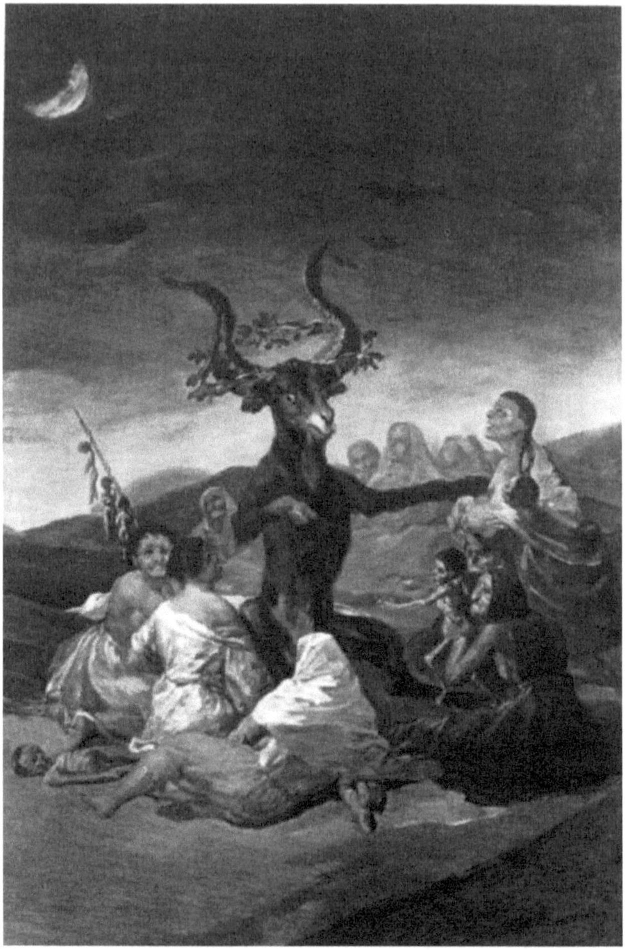

Francisco Goya: »Hexensabbat« 1797/98

Pappel – *Populus alba* L. (Silberpappel) / *Populus nigra* L. (Schwarzpappel)

Die Pappel, auch Alber, Mucken-, Maden- oder Salbenbaum genannt, gehört zur Familie der Weidengeächse, Salicaceae. Alte Kräuterbücher nennen den weissen Pappelbaum, Populus alba latifolia, betonten aber dass der schwarze, Populus nigra, eher gebräuchlich sei.

Pappelknospenöl, Pappelöl

100 Gramm zerquetschte Pappelknospen
werden mit
100 Gramm ätherischem Weingeist,
3 Gramm Ammoniakflüssigkeit
befeuchtet und einige Stunden stehen gelassen. Man fügt alsdann 1000 Gramm Olivenöl hinzu und wärmt die Masse in einem Wasserbade, rührt fortwährend um, bis der ätherische Weingeist verflüchtigt ist, lässt erkalten, presst aus und filtriert alsdann.[232]

Anwendung und Gebrauch der Papelknospen

»Die Pappelknospen standen früher
bei Gicht und Rheumatismus in Ruf,
werden jetzt aber nur noch benutzt
zur Bereitung von kühlenden Salben und Oelen.«[233]

In der galenischen Form einer Salbe finden Pappelknospen heute nur noch selten Anwendung als Unguentum Populi zur Entzündungshemmung bei Hämorrhoiden, Verbrennungen, Entzündungen, inneren Darmerkrankungen, Blasenleiden, Gicht, Rheuma, Erkältungskrankheiten und chronischer Polyarthritis. Andere Familienmitglieder der

232 Ladewig, 1922: 134
233 Ladewig, 1922: 134

Weidengewächse mit einem höheren Gehalt an Salicylaten haben die Pappel aus der Reige der entzündungshemmenden und schmerzstillenden Heilmittel verdrängt.
Unsere Ahnen gebrauchten nicht nur die Knospen, sondern auch andere Pflanzenteile der Pappel: »... Der Safft der sich in denen Löchern des Papelbaums sammelt / soll die Geflechter und Warzen vertreiben.«[234] »... und der Saamen [von der schwarzen Pappel] mit Essig getruncken / solle gut seyn wider die fallende Sucht.«[235] Medizinisch wurde vor allem die schmerzstillende und entzündungshemmende Wirkung der Salicylate genutzt. »In Apotheken hat man die Rinden / vom weissen Papelbaum / und die Knospen vom Schwarzen«[236] vorrätig.

Stinkasant – *Ferula assa-foetida* L.

»Der Rauch oder Dampff des ausgezündeten Salbensaffts / vertreibet die Schlangen / und die sich darmit anstreichen oder salben / werden von den Schlangen nicht gebissen: tödtet die Mucken / Schnacken und Bobenheimer.«[237]

Der Stinkasant gehört zur Familie der Doldengewächse und wächst in den Wüsten und Salzsteppen Ostirans und Afghanistans. Verschiedene Ferula- Arten können Stammpflanzen von Teufelsdreck sein. »Gummiresina Asa foetida« wird der eingetrocknete Milchsaft der Wurzeln genannt; gelbbraune, lose oder verklebte Körner und Klumpen, die einen widerlichen knoblauchartigen Geruch verströmen. Der starke Geruch ist vor allem auf schwefelhaltige Verbindungen zurückzuführen, deren verdauungsfördernde Wirkung der Zwiebel und dem Knoblauch ähnlich sind.

---

234 MÜLLERN, 1685: 1023
235 TABERNAEMONTANUS, 1993, zu ***Populus nigra***
236 MÜLLERN, 1685: 1023
237 TABERNAEMONTANUS, 1993: 215

Anwendung und Gebrauch des Teufelsdrecks

»Der Geruch des Salbensaffts /
erweckt die so von der fallenden Sucht /
Erstickung der Mutter und Schwindel niedergefallen sind:
Erwecket die Schlaffsüchtigen mit Hirschhorn vermischet.«[238]

Der Teufelsdreck war in den Apotheken vorrätig und Bestandteil vieler Nerven- und Beruhigungsmittel und wurde bei Hysterie, Krämpfen und Koliken verordnet. Teufelsdreck war einer der Bestandteile des Schwedenbitters, einer beliebten alten Rezeptur die abführend und stärkend wirkt, je nach verwendeten Pflanzen mehr das eine oder das andere.

Dioscurides berichtet von einem Rezept, um Schlangen zu vertreiben: »Salbensafft mit Beerenklauen in Baumöl vermischet und übergelegt / tödtet die Schlangen / auch so sie damit nur angerühret werden.«[239]

Gerne angewendet wurde der Teufelsdreck in der Frauenheilkunde: Er fördert die Durchblutung im Beckenbereich und soll die Geburt erleichtern. »So die Weiber in schwären Kindsnöthen ligen / sollen sie an Teufelsdreck riechen / das erleichtert ihnen die Geburt.«[240]

Zudem wurde das Harz zur Austreibung der Nachgeburt angewendet:

»Nimm bereiten Salbensafft / gepulverten Myrrhen /
des Gummi Armoniaci, jedes ein Drittheil eines Quintleins /
des gesottenen Wassers /
darinn Petersiliensaamen gesotten worden sey /
geläuterten Fenchelsafft / jedes 2. Unzen /
vermisch diese Ding wol durch einander zu einem Tranck /
und gibs der Frauen warm zu trinken.«[241]

---

238 Tabernaemontanus, 1993: 215
239 Tabernaemontanus, 1993: 215
240 Tabernaemontanus, 1993: 211
241 Tabernaemontanus, 1993: 215

Nicht nur die Frauen profitierten von den nützlichen Kräften des Harzes, sondern auch die Männer, denn der Teufelsdreck soll auch die Manneskraft fördern:

»Teufelsdreck anderthalb Quintl.
Mit einem Trüncklein Weins zertrieben und getruncken /
mehret und fürdert die Mannlichkeit /
und bringet die Schwachen in diesem Werck wieder zurecht.«[242]

Das Untermischen von Teufelsdreck an Stelle von Opium war sehr beliebt, besonders da das Importprodukt Opium nicht immer verfügbar war: »Weilen wir aber dies Opium nicht haben / ... / als wollen wir von dem / das man bey uns gebraucht / handeln / welches entweder verfälscht oder aber das Meconium[243] ist.«[244]
Die Homöopahtie verwendet das Harz des Stinkasants bei Gastritis mit starken Blähungen.

Mutterkorn – Secale cornutum (Claviceps Purpurea Tulasne)

»Das Mutterkorn wird für die Apotheke im Juli,
eine Woche vor der Roggenernte gesammelt.
Es findet sich überall, wo Roggen gebaut wird.«[245]

Afterkorn, Hahnensporn, Hungerkorn, Kornmutter, Kornstaupe, Kreienkorn, Kreienroggen, Kreienspier, Kriebelkorn, Roggenmutter, Stiefmutterkorn, Vaterkorn, Vogelsporn, Wolfszahn, Zapfenkorn und anders werden die Sklerotien von ***Claviceps purpurea*** genannt, eines Pilzes, der vor allem auf Roggen ***(Secale cereale L.)*** wächst.

---

242 Tabernaemontanus, 1993: 211
243 Saft ausgekochter Mohnkapseln. Meconium wirkt wesentlich schwächer als Opium
244 Müllern, 1685: 1143
245 Losch, 1914: 2

Claviceps purpurea gehört zur Familie der Schlauchpilze (Askomycetes). Er schmarotzt auf verschiedenen Getreidearten und Gräsern, vor allem aber auf Roggen und bildet in den Ähren ein 1 bis 4 cm langes, blauviolettes, hornartig gekrümmtes Dauermycel. Dieses Dauermycel wird Mutterkorn oder ***Secale cornutum*** genannt. Die Bildung von Mutterkörnern wird durch trockene Witterungsverhältnisse begünstigt. Früher kam es häufig zu endemischen Vergiftungen. Durch den Einsatz von Fungiziden und neuer Mahltechniken sind diese sehr selten geworden. Allerdings treten in neuerer Zeit wieder vermehrt Zwischenfälle durch den Genuss von Mehl aus Biobetrieben, in denen auf Fungizide verzichtet wird, auf.

Wegen einer möglichen Kontamination mit schädlichen Toxinen wurde schon früh grossen Wert auf die Qualität des Mehls gelegt: »Je reiner das Mähl ist / je besser Brodt darvon gebacket wird / und je leichter es auch verdäuet wird / speiset wol und macht gut Geblüt. Das Brodt / so von neuem Mähl / das erst aus der Mühlen kommt / gibt feuchtere Nahrung und auch subtiler Blut / dann das von altem Mähl gebacken wird / derwegen soll man das Brodt vor die Krancken / und die so starke und strenge Fieber haben / von reinem und neuem Mähl backen lassen ... Es soll derowegen das Mähl / daraus das gesunde Brodt gebacken wird / nicht zu alt noch zu jung gelegen seyn / sonderen von mittelmässigem Korn von den Raden und Wicken wol gesäubert / gemahlen werden.«[246]

Vergiftungen mit Mutterkorn waren im Mittelalter als Antoniusfeuer bekannt. Bis ins 17. Jahrhundert wurden immer wieder Teile von Europa vom Antoniusfeuer[247] befallen. Der Verzehr von Mehl, das von Mutterkorn befallen war, ging vor allem in Westeuropa mit schweren Formen von Brandigwerden des Gewebes einher.

Eine zweite Form des Ergotismus war vorwiegend in Mittel- und Nordeuropa verbreitet und verursachte Konvulsionen, heftige Krämpfe und der Epilepsie ähnliche Zustände mit Ohnmachten, die sechs bis acht

---

246 Tabernaemontanus, 1993: 591
247 Ergotismus

Stunden dauerten. Beide Formen traten aufgrund der weiten Verbreitung von Roggen auf dem europäischen Kontinent sehr häufig auf und endeten oftmals tödlich.

Anwendung und Gebrauch des Mutterkorns

»Das Mutterkorn hat einen widrigen dumpfen Geruch,
und einen widerlichen, bittersüssen Geschmack,
der im Halse haftet …
Es befördert die Wehen und stillt Blutflüsse …
Es ist wahrscheinlich,
dass der Genuss des Mutterkorns im Brote
die meist tödlich verlaufende Kornstaupe oder
Kriebelkrankheit verursacht.
Als Gegenmittel gelten zuerst Brechmittel,
dann schwarzer Kaffee, Chinarinde,
Opium und die tinctura aromatica.«[248]

In der Medizin des 16. Jahrhunderts war der Roggen als Nahrungsmittel und medizinischer Hilfsstoff äusserst geschätzt. So auch als Trägermaterial für einen Umschlag bei starker Monatsblutung: »Nimm Rockenmahl ein gut Theil / mach mit Wermuth / Nachtschatten und Wegtrittsaft / jedes gleichviel / ein Pflaster daraus / so dick wie ein Brey / das streich auff zwey Tücher / leg das eine über den Nabel / das ander über die Scham.«[249]

Roggen verhalf auch zur Qualitätssteigerung des Weins: »Willst du dass ein Wein gut und beständig bleibe / sein Farb und Krafft nicht verliehre biss ans Ende / so nimm im Herbst Kornblüt / thue die in ein Säcklein / hencke dasselbig in den Most / und wann der verjähren hat / so thue das Säcklein wieder herauss. Dass ein Wein nicht breche / oder wann

---

248 LOSCH, 1914:. 2
249 TABERNAEMONTANUS, 1993: 588

er gebrochen ist / dass er wieder zurecht komme: Nimm gebeutelt Rockenmähl / und wann der Wein jähret / so rühr das darein / und wann er schon gebrochen wäre / so bringt es ihn wieder zu seiner natürlichen Farb.«[250]

Roggen wurde auch zur Herstellung einer Wundsalbe verwendet:

> Nimm Rockenmähl 2 Loth / zerlassenen Speck 3 Loth / und Honig 2 Loth / vermische es durch einander zu einer Salben. Oder nimm Rockenmähl / zerlassen Speck / jedes 4 loth / Honig zwey Loth / und vermische es zu einer Wundsalben / dann sie heilet Wunden / die nicht beinschrötig sind / sehr bald.[251]

Das Mutterkorn in reiner Form als Abtreibungsmittel und zur Eröffnung der Geburt wurde erst später bekannt und genutzt. Heute werden Mutterkornalkaloide medizinisch zur Anregung der Uterusmuskulatur und in der Migränetherapie eingesetzt.

Mutterkornalkaloide

Als Mutterkornalkaloide werden die Alkaloide von Claviceps purpurea bezeichnet. Diese toxischen Inhaltsstoffe sind Derivate der Lysergsäure. Die wichtigsten Vertreter sind Ergometrin und Ergotamin. Durch halbsynthetische Abwandlung natürlich vorkommender Mutterkornalkaloide sind zahlreiche Substanzen mit unterschiedlicher Wirkqualität entwickelt worden.
Mutterkornalkaloide wirken an den alpha-Adrenorezeptoren der Gefässe als partielle Agonisten und führen bei ausreichender Dosis zu einer sehr starken und lang anhaltenden Vasokonstriktion. Diese Wirkung

250 Tabernaemontanus, 1993: 589
251 Tabernaemontanus, 1993: 588

kann das Absterben von Ohren, Nasen, und Extremitäten zur Folge haben. Einige Mutterkornalkaloide (zum Beispiel Ergometrin) führen (über alpha-Adreno- und Serotoninrezeptoren) zu einer Kontraktion der Uterusmuskulatur und können auf diese Weise Aborte auslösen. Ferner können sich Ergotalkaloide auf das ZNS auswirken (konvulsive Form der Mutterkornvergiftung). Einige Mutterkornalkaloide hemmen die Prolaktinsekretion und führen somit zu Agalaktie.

Ergotamin und synthetische Ergotderivate

Inhaltstoff	Wirkungs-spektrum	Anwendungsgebiet	Pharmazeutische Spezialität (Auswahl)
Ergotamin tartrat	Vasokonstriktor Migränetherapeutikum	Migräne-Anfälle	Cafergot®
Methylergometrin maleat	Uterotonikum	Förderung der Plazentaablösung Uterusatonie Uterusblutungen	Methergin®
Dihyderergotamin mesilas	Sympathikolytikum Migränetherapeutikum	Migräne-Anfälle	Dihydergot®
Bromocriptin	Antiparkinson-Mittel Prolaktin-Hemmer	Parkinson Laktationshemmung	Parlodel®
Lysergsäurediethylamid (LSD)	Halluzinogen	keine legale medizinische Anwendung	

Das homöopathische Arzneibild des Mutterkorns wird durch eine ähnliche Symptomatik wie das des blauen Sturmhuts gekennzeichnet. Nach Boericke soll es »ein nützliches Mittel für alte Leute mit faltiger Haut – dünne, hagere, alte Frauen«[252] sein.

252 Boericke, 1991: 448

Egal, ob es sich um Wissen geheimer Gruppierungen oder einfacher Kräuterfrauen handelt, in der Forschung vermischen sich historisch belegbare Tatsachen, Aspekte aus der Mythologie mit volks- und schulmedizinischem Wissen. Während langer Zeit standen die Hexenverbrennungen im Vordergrund historischer Untersuchungen, später kam Interesse an anthropologischen und psychedelischen Phänomenen auf. Neue Kräuterhexen suchten in den 70er Jahren des 20. Jahrhunderts nach verschollenem Wissen derjenigen Kräuterfrauen, die während der Inquisition als Hexen verfolgt worden waren. Pflanzliche Heilmittel wurden erneut ausprobiert. Harmlose und zum grössten Teil unnütze Rezepte zur Herstellung von Liebesmitteln und »Hexentrünken« erfreuen sich bis heute grosser Beliebtheit.

Moderne, harmlose Hexenrezepte:

Konzentrierte Bohnensuppe fürs Liebesfeuer	**Mandelsuppe zur Versöhnung**
400 g dicke Bohnen	300 g Mandeln
1 L Fleischbrühe	2 hart gekochte Eigelb
5 EL Reis	1/2 L Hühnerbrühe
1 EL geriebener Parmesan,	1/2 L Milch
1 Messerspitze Safran	100g Sahne
Bohnenkraut[253]	geröstete Mandelblättchen[254]

253 Kithara, 1996: 94, Speisen für die Liebeskraft
254 Kithara, 1996: 94, Speisen für die Liebeskraft

Die gekochten Bohnen werden püriert und mit dem Reis gekocht – eine ziemlich matschige Angelegenheit, die wohl eher zu Blähungen, denn zu Liebesfeuer führt! Doch, sollte die Bohnensuppe anders als erwartet wirken, bleibt immer noch die »Mandelsuppe zur Versöhnung«. Gefährlicher sind Rezepturen mit stark wirksamen Tinkturen oder ätherischen Ölen zur Abtreibung, ebenso sollten allfällige Rezepte für Flugsalben, die Nachtschattengewächse oder andere stark wirksame Pflanzen beinhalten, mit genügend Fachwissen vor einer Anwendung analysiert werden.

Black-Sabbath-Salbe [Brückner 1970]

100 Gramm	Menschenfett (nimm Hühnerfett)
40 Gramm	Haschisch
50 Gramm	Hyoscyamus (Bilsenkraut)
20 Gramm	Belladonna (Tollkirsche)
260 Gramm	Indischen Hanf
50 Gramm	Knoblauch
30 Gramm	Sonnenblumenkerne
250 Gramm	Opium-Mohnblumen (Klatschmohn)[255]
60 Gramm	Calamus
100 Gramm	Weizen

Alle Ingredienzen mischen, in der Sonne austrocknen lassen, dann zu feinem Pulver zerreiben.

In einem luftdichten Behälter aufbewahren.

Bei Gebrauch den Solar Plexus, Halsansatz, Arm- und Kniekehlen, Handflächen und Fusssohlen einreiben.

Dies ist genug für eine riesige Versammlung. NICHT ESSEN!

Nach dem Zeremoniell die Salbe abwaschen und den Körper mit Vaseline einreiben.[256]

---

[255] Klatschmohnblüten (Papaver rhoeas) enthalten keine Opioide und wurden volkstümlich als schleimlösendes Mittel in Hustensirupen für Kinder gebraucht: Sirupus rhoeados

[256] Peter Brückner in: Hasch und Haschrezepte, zitiert nach Kuhlen, 1983: 346

Wegen der unterschiedlichen Aufnahmefähigkeit der Haut und des schwankenden Wirkstoffgehalts von Pflanzen muss auch mit harmlos erscheinenden Rezepturen vorsichtig umgegangen werden. Denn wer weiss schon, ob die beschriebene Salbe wirklich während einer grossen Versammlung ausprobiert wurde oder in die Welt der wunderbaren Sagen und Legenden gehört. Obwohl Opium, Haschisch und Hanf fehlen und die Zutaten um ein Vielfaches reduziert wurden, kann auch die folgende Rezeptur zum Trip ins Jenseits werden:

Hexensalbe 2001

10 Gramm	Hühnerfett
5 Gramm	Bilsenkraut (Blüten oder Samen)
2 Gramm	Belladonna (Tollkirsche)
5 Gramm	Knoblauch
3 Gramm	Sonnenblumenkerne
10 Gramm	Weizen

Mischen, in der Sonne trocknen lassen, zu einem feinen Pulver zerreiben und mit dem Fett mischen. Luftdicht aufbewahren. Bei Gebrauch den Solar Plexus, Halsansatz, Arm- und Kniekehlen, Handflächen und Fusssohlen einreiben. Nach der Ankunft alles gründlich abwaschen und den Körper mit Vaseline einreiben.
NIE DAVON NASCHEN!
Bereits diese Dosis reicht für eine grosse Versammlung.[257]

[257] Wilhelm Hrafnkel, 27. Februar 2001; www.goetterkraft.de

Psychoaktive Hexenrezepte, die in Büchern, Medien oder wissenschaftlichen Abhandlungen angegeben werden, beziehen sich meist auf alte medizinische Rezepte, deren Originale kaum mehr zugänglich sind. Diese Zitate werden leicht verändert wiedergegeben und sind allenfalls in ihren Angaben zu Inhaltsstoff und Menge von der tatsächlich verwendeten Rezeptur weit entfernt.

Salbenrezepte aus dem mittelalterlichen Arzneimittelschatz

Salbe zur Verhütung von Operationsschmerzen
Saft von Bilsenkraut,
Mandragora,
Schierling,
Lattich,
weissem und schwarzem Mohn, dazu die Samen dieser Kräuter, wenn vorhanden, zu gleichen teilen, opium thebaicum und opium miconis ana 1-3 Gran, dazu frisches Schweinefett.
Misch alles gut und sorgfältig in einem Mörse, dann koche es stark und lasse es abkühlen. Und wenn es nicht dick genug ist, setze ein bisschen Propoleos – d.i. weisses Wachs – Hinzu und halte alles vorrätig.[258]
Beim Gebrauch reibe damit seine Stirn, seine Pulse, seine Schläfen, seine Achselhöhlen und die Innenflächen seiner Hände und Füsse, und alsdann wird er schlafen, so dass er kein Schneiden fühlen wird (»and alsone he schal slepe so that he schall fele no kuttying«).
Auch bei Schlaflosigkeit infolge fieberhafter Erkrankungen kann die Einreibung mit gutem Erfolg angewandt werden.[259]

---

[258] Arderne (1307 - 1380), zitiert nach Kuhlen, 1983: 230
[259] Arderne (um 1307 - 1380), zitiert Kuhlen, 1983: 230

Ein ander Extractum Opii und Hyoscyami Querc., welches man Extractum Opii fuccati nennen kann:
R. Des Saffts oder Extracts von Bilsenkraut. (bes. Hyoscyam.) praeparirt Opii , d.i. das beym Feuer getröcknet worden / wie gesagt / 3 x oder xj. Digerirs in gelinder Aschenwärme / so ziehet das Opium so viel Saffts in sich / als genug ist / was von der attraction übrig bleibet / wird abgegossen / oder ausgerauchet.[260]

Schmerzstillende, beruhigende und narkotisch wirkende Salben und Schmieren waren in der alten Kräutermedizin sehr beliebt. Ihre Zusammensetzung und Applikationsart decken sich in ihren Hauptwirkstoffen mit den noch heute publizierten Hexen- und Flugsalben.

In modernen Büchern über Hexen und Salben wird ausdrücklich vor Flugsalben gewarnt:
»Flugsalben bestehen durchaus aus toxischen (extrem giftigen) Pflanzenextrakten, die eingedickt und mit Fett vermischt werden. Sie werden vorzugsweise auf Hautstellen aufgetragen, wo die Resorption, also die Aufnahme in den Körper über die Haut, besonders wirkungsvoll stattfindet. Flugsalben bewirken nicht das schwerelos werden des Körpers, sondern täuschen in Folge der Drogeneinwirkung bzw. Vergiftungserscheinung mitunter einen Zustand vor, der ein Flugähnliches Erlebnis hervorruft. Solche Flugsalben, welch vom Boden abhebende Halluzinationen vermitteln, wurden von den frühen Hexen entwickelt. Möglicherweise glaubten sie (wenn sie überlebten), tatsächlich körperlich geflogen zu sein.«[261]

[260] Müllern, 1685: 1147
[261] Das Hexenbuch Version 2: Copyright bei www.hexen.org ; Ausgabe 2001 / Das Hexenbuch Version 2: Einleitung zum Kapitel Flugsalbe

Modernes freiverkäufliches »Hexenpräparat« – Ein Beispiel

Bromocod® N
Wirkstoffe: Codeini phosphas hemihydricus 10 mg; Belladonnae extractum siccum normatum 1 mg; Droserae extractum liquidum 2 mg; Ipecacuanhae extractum siccum 2 mg; Opii pulvis normatus 2 mg; Terpini hydras 50 mg

Eigenschaften/Wirkungen: Codeinphosphat und der Opium-Extrakt hemmen den Hustenreflex durch zentralen Angriff. Der Drosera-Extrakt wirkt ebenfalls broncholytisch, sekretolytisch und spasmolytisch. Der Belladonna-Extrakt wirkt ebenfalls spasmolytisch. Der Ipecacuanhae-Extrakt wirkt sekretolytisch ebenso wie das Terpinhydrat

Akute Intoxikationen mit Bromocod® N können folgende Symptome zeigen: Kalte Haut, niedrige Körpertemperatur, Reduzierung der Atmung, Mund, Rachen und Zunge trocken, Tremor[262], motorische Unruhe sowie lang anhaltendes Erbrechen und eine starke Diarrhöe.

Chronische Intoxikationen zeigen die typischen Zeichen von physischer und/oder psychischer Abhängigkeit.
Obwohl das Abhängigkeitsrisiko gering ist, kann – vor allem bei Missbrauch – eine physische und/oder psychische Abhängigkeit nicht ausgeschlossen werden.[263]

---

262 Zittern
263 Azneimittelkompendium der Schweiz, Ausgabe 2003

Das Rezept

»Paracelsus [...] lehret die Hexen ein solche Salben
auss Fleisch junger Kindlein, gleich einem Brey weichgekocht,
und mit Schlaffbringenden Kräutern,
als da sind Mohn oder Ole (Papaver),
Nachtschaden oder Jüdenkirschen (Solanum),
Schierling oder Wützscherling
und Mötterich (wohl: Wütterich; Cicuta) etc.«[264]

Unguentum pharelis, Unguentum populeon, Unguentum sabbati, Schlafsalbe, Buhlsalbe, Flugsalbe und andere Namen tragen die Salben, die die Hexen für ihren Flug benutzt haben sollen. Diese Salben, Räucherungen und Klistiere sind keine Erfindung des Mittelalters, ihre Wirkungen werden bereits in der Antike beschrieben.
Leider sind aus dieser Zeit keine Rezepte überliefert. Gegen Ende des Spätmittelalters und in der Renaissance tauchen Rezepte mit narkotischen Inhaltsstoffen in der Volksmedizin, Chirurgie und allgemeinen Medizin wieder vermehrt auf. Besonders beliebt waren Präparate mit schmerzstillender, krampflösender und schlaffördernder Wirkung. Diese enthielten meist Opium und tropanalkaloidhaltige Nachtschattengewächse. Inhaltsstoffe, die auch die Hexen für ihre Salben gebraucht haben sollen.

Flugsalbe nach Guazzo (1626)
Tollkirsche,
Taumellolch,
Mandragora,
Bibergeil und
Mohn.[265]

---

264 KUHLEN, 1983: 341
265 KUHLEN, 1983: 343

Gewisse Rezepte erlangten grössere Berühmtheit als andere. In Gerichtsprotokollen und volkstümlichen Geschichten wurden für Giftmorde und Hexenflüge benutzte Salben häufig als grüne Salben beschrieben. Salben, die Bilsenkrautextrakte oder Bilsenöl enthalten, sind tatsächlich grün gefärbt. Das mit ätherischen Ölen gemischte Bilsenkrautöl wird heute noch mit Erfolg für Einreibungen bei Verspannungen, geschwollenen Gliedern und rheumatischen Schmerzen benutzt.

Oleum Hyoscyami compositum (Ph. Helv V)
(Ol. Hyosc. Comp.)

996 Gramm	Oleum hyoscyami
1,0 Gramm	Oleum lavanduale
1,0 Gramm	Oleum menthae
1,0 Gramm	Oleum rosmarini
1,0 Gramm	Oleum thymi

Eine ganz besondere grüne Salbe ist uns von Nostradamus überliefert.

Wie man eine überaus treffliche / wohlriechende / und gar köstliche / grüne Pommade macht:
Frisches Schweinefett / Rosenwasser / Äpfel, zerhackt mit Schale Pomeranzen, Rinde oder Schale / Limonen / Zitrinatapfel / Gepulverte florentinische Veilchenwurzel / Gestossene Nelken / Gummi storacis calamitae / Kalmus / Moschus
Alles zusammen wird in einem Marmormörser vermischt und zu einer Salbe verarbeitet.[266]

[266] Boeser, 1994: 39-44. Die von Boeser herausgegebene Fassung der zwei Rezeptbücher des Nostradamus erschienen im französischen Original 1552 und zuletzt 1572 in der Übersetzung des Arztes Hieremias Martium in Augsburg. Die vorliegende Fassung basiert auf einem Original, das sich im Besitz der Österreichischen Nationalbibliothek in Wien befindet.

Die Salbe des Visionärs soll wunderbare Kräfte enthalten haben und die Schönheit der Frauen zur Geltung gebracht haben. Nostradamus berichtet: »Ja wenn ein Weibsbild wenn sie aus dem Wasser / oder der Badestube geht / ein wenig von dieser Pommade nimmt / sich ins Bett legt / schwitzt / und das Angesicht damit bestreicht / so wird es aus einer hässlichen Hecuba / zu einer überaus schönen Polyrena.«[267]

Nach einer genauen und aufwändig beschriebenen Herstellungsanleitung eröffnet uns Nostradamus, dass seine grüne Pommade weitere wunderbare Kräfte enthält. Hierzu aber mit einem besonderen Öl angereichert werden müsste:

»Sie [die Salbe] hat aber noch eine verborgene Tugend / was man klar an denen sieht / die gegen ihren Willen zum Werk der Liebe untüchtig sind / denn sie macht beiden Eheleuten / besondere Lust und Begier aufeinander … Man muss aber wenn man es gebraucht / noch zwei oder drei Tropfen eines Öls / welches ich hernach beschreiben will hinzutun. Ich möchte aber hier die Klosterfrauen ausgenommen haben / und sie verschonen / auch niemandem solches raten / dem es nicht gebührt. Dennoch muss ich anzeigen / was lang verborgen geblieben ist. / Deshalb sage wenn eine Mannsperson zu schwach / und ihm die Kraft Erben zu hinterlassen versagt ist / der nehme ein wenig von dieser Pommade / tue darunter drei oder vier Tropfen des richtigen Benioin-Öls[268] / und salbe damit die Stelle / die ohne Verletzung der Zucht / nicht gut genannt werden kann / dann bekommt er eine besondere Lust / und Begier / und wird die Mutter die sich zuvor / wie es sich gebührt / gereinigt / tauglich machen zu empfangen.«[269]

Es ist kaum vorstellbar, dass diese fruchtig-würzige Salbe gesüsst mit Benioin-Öl die beschriebenen Wirkungen entfalten konnte. Nostradamus verrät, gleich wie seine Zeitgenossen, das Geheimnis nicht. Schade, vielleicht hätte er uns gleichzeitig den Ursprung seiner Vorhersagen verraten …

---

[267] Boeser, 1994: 44

[268] Benioin, Benidin, Benid, Benetzucker, Saccharum fortum, Saccharum penidum sind Namen für eine Zuckerart, die im Mittelalter als Süssmittel und zu medizinischen Zwecken verwendet wurde. Nostradamus gibt zwei Rezepte zur Herstellung von Benioin-Öl an. Die Zutaten variieren.

[269] Boeser, 1994: 43 f

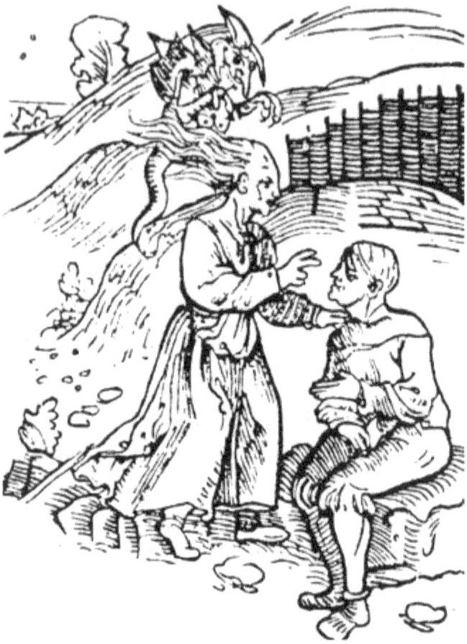

»Die Hexe und ihr Mann«
(aus KECKEIS, 1995: 285)

Unguentum populeon – Die Pappelsalbe

10 Gramm frische Pappelknospen
20 GrammSchweinefett
werden zusammen gekocht
bis die Feuchtigkeit verdampft ist
und dann ausgepresst[270]

Die wohl berühmteste Hexensalbe war Unguentum populeon. Gegen rheumatische Schmerzen, Hämorrhoiden und zur Verschönerung der Haarpracht wurde die Pappelsalbe bis vor 50 Jahren verwendet. Unguentum populeum gehörte zu den Salben und Schmieren, die in einem Haushalt zu finden waren. Der hohe Bekanntheitsgrad in der Bevölkerung hat wohl einen grossen Teil dazu beigetragen, dass

[270] LADEWIG, 1922: 163

verschiedenste Autoren diese Salbe als die Hexensalbe schlechthin bezeichneten. Die Vielfältigkeit ihrer Zusammensetzungen deutet darauf hin, dass Salben, die Pappelknospen oder Pappelöl enthielten, unabhängig von den andern Zutaten Unguentum populeon genannt wurden.

Aus den jungen Sprossen / daraus die Blätter werden / wird ein solche Salb gemachet / so man ***Unguentum populeon*** nennet: Nimm die jungen Schossen oder Augen dieses Baums ein Pfund / Maagsaamenblätter / Hauswurtzblätter / Knabenkraut / Nachtschatten / Bilsenblätter / Lattichblätter / jedes ein Loth / stoss und seude diese Stück mit Wein über das halbe Theil ein / alsdann schlage es durch ein Tuch / wie ein Pfeffer / mische ungesalzenen Reinberger Speck darunder / so viel du wilt / rühre es beym Feur unter einander / so ist es ein Salb / welche man zu vielen hitzigen Schmertzen brauchet / und mildert den Schmertzen: Jedoch muss man sie nicht zu alt lassen werden. Man pflegt auch in brennenden Fiebern / da keine Ruh ist / die Stirn / Schlaff / Puls und Solen der Füss zu schmieren.[271]

Hairstyling mit *Unguentum populeum*

Aus den ersten Knöpflein des Schwarzen [Pappelbaums] machen die Weiber ein schön Haar also: Sie zerstossen die Zäpflein mit Butter / legen es in ein Topf / den vermachen sie oben zu / lassens ein gantze Wochen stehen / darnach setzen sie es zum Feur / bis der Butter zerfliesse / seihen es durch ein leinen Tüchlein / in ein sauber Geschirr: und so offt sie das Haupt gewaschen / die Haar getrucknet / schmieren sie diese Salb auf / so werden die Haar schöner und wachsen länger.[272]

---

271 Tabernaemontanus, 1993: 1394
272 Tabernaemontanus, 1993: 1394

Offiz. Gemmae populi, Pappelknospen. Daraus bereitet man die **Pappelknospensalbe,** ***Unguentum populeum,*** folgendermassen: Trockene Pappelknospen 4 Teile, Bilsenkraut 1 Teil, fein zerstossen und mit Wasser 3 Teilen, zwei Stunden angesetzt; dann hinzugefügt Schweinefett 12 Teile und die Mischung so lange einem mässigen Feuer ausgesetzt, bis alles verdunstet ist, stark ausgepresst und geseiht. Eine kühle Salbe auf entzündete und besonders auf verbrannte Stellen, auch auf Hämorrhoiden; tut auch gut bei Gichtschmerzen. Jedoch darf die Salbe nicht zu alt werden.[273]

Oder bereite sie also: Nimm zu Anfang des Frühlings von den frischen gelben Albersprossen [Populus alba] ein halb Pfund / stoss sie wol zu Muss / vermische frisch Schweineschmalz / das nicht gesalzen sey / so viel du wilt darunter / thu es in ein irdin Geschirr / stelle es in ein Keller / biss du die nachfolgende einsamelst / Maagsaamenblätter / Creutzwurtz mit den gelben Blumen / der jungen Schoss von Brombeerstauden / jedes drey Loth / stosse alles wol zusammen / und thus zu dem vorigen Klumpen / lass etliche Tag also erbeitzen / dann setze es auf ein sanfft Kohlfeuerlein / geuss ein wenig frischen Wein daran / lass also alle wässerige Feuchte gemächlich einsieden.
Wann jemand in hitzigen Fiebern nicht schlaffen kann / soll man nehmen der Lattwergen / Requies Nicolai genennt / und diese Salb mit einander vermischen / auf ein Tüchlein streichen / und auf die Schläff legen.
Diese Salb auf den Nabel geschmieret / soll schwitzen machen.[274]

Dieser vorzüglichen Wundsalbe wurden dem Anwendungsgebiet entsprechend weitere Pflanzen zugesetzt. Zur Krampflösung und

273 Losch, 1914: 28
274 Tabernaemontanus, 1993: 1394

Muskelentspannung wurde Bilsenkraut zugegeben, was dazu geführt haben könnte, dass diese grüne Pappelknospensalbe als Flugsalbe in Verruf geraten ist. Die salicylathaltigen Pappelknospen wirken entzündungshemmend, die ätherischen Öle leicht desinfizierend, die Harze und der Gerbstoff wundheilend.

Schlafsalben

Unguentum somniferum F.F.
Franckfortische Schlaff-Salbe

»R. Des Thebaischen opii
Saffran
Rosen-Salb
Alabaster-Salb
Muscatenöl
Hollunder-Essig ein wenig M. zur Salben.
Man schmieret die Schläff / Stirn / Naken damit /
den Schlaf wieder zubringen.«[275]

Armut, Krankheit und Naturkatastrophen raubten unseren Ahnen den Schlaf. Für süsse Träume sorgten verschiedenste Schlafsalben und für Ruhe und Entspannung wohl dosierte Opium- und Bilsenkrautzubereitungen, die mit verschiedensten Ölen, Mineralien und Pflanzenauszügen verfeinert wurden. Je nach Dosierung können leicht aphrodisierende Wirkungen oder Rauscherlebnisse hervorgerufen werden. Die mangelnden Möglichkeiten zur Feststellung des Wirkstoffgehaltes sowohl in der Pflanze als auch am Endprodukt und die unterschiedliche Aufnahmefähigkeit der Haut machten Experimente zur Dosisfindung unumgänglich. Überdosierungen könnten den Bekanntheitsgrad der Schlafsalben als Buhl- und Flugsalben gefördert haben.

---

[275] Müllern, 1685: 372

Unguentum narcoticum, Schlaff-Salb

R. Zucker
Opii
Campher
Ausgepresst Muscatenöl
Pfersigkörneröl[276]
Amber / Bisem ... machs zur Salbe.

Diese Salbe nimmet nicht nur des Hauptes Hitz und Schmertzen hinweg / sondern bringet über das auch einen lieblichen Schlaff / wann man beyde Schläff darmit bestreichet.[277]

Wier (1515 -1588)

Ich möchte auch selbst ein Öl, so diesem nit gar unehnlich, und einem tieffen langwierigen Schlaff zuerwecken tüglich, anzeigen.

Rp. Seminis lolii,
Hyosciami,
Cicutae,
Papaveris rubei et nigri,
Lactucae,
Portulacae,
Bacacarum solani somnifici

Daraus wird ein Öl gemacht und mit Opii Thebaici gemischt.
Dies bringt einen ungestörten Schlaf.[278]

---

[275] auch Pfersichkörneröl geschrieben, vermutlich ist damit Pfirsichkernöl gemeint.
[277] MÜLLERN, 1685: 371
[278] KUHLEN, 1983: 341

Von der Salbenherstellung

Genauso sagenumwoben wie die Zusammensetzung ist die Herstellung der Hexensalben. Bildliche Darstellungen von Salben kochenden Hexen dokumentieren die professionelle Salbenherstellung. Dies bestätigen die Vorschriften zur Salbenherstellung der gängigen Kräuter- und Arzneimittelbücher der Zeit.

Als Salbengrundlage dienten in den meisten Fällen tierische Fette, seltener pflanzliche Öle. Die Fette wurden nach ihren Eigenschaften, kühlend oder wärmend, ausgewählt. So soll Bärenfett wärmend, erweichend und zerteilend wirken. Die Medicin-Chymische Apotheke von 1685 empfiehlt es bei Haarausfall, Rheuma und Ohrenschmerzen und ebenso soll das Fett vom weissen Bären ein geheimes Schminkmittel gewesen sein. Fuchsfett sollte bei Verwirrung, Brüchen und gegen Zittern helfen. Kühlende Eigenschaften hat Schweinefett. Die kühlenden Salben aus Schweinefett linderten »die alten Schmerzen der Lenden und Gelenck«[279]. Mit Benzoeharz konserviertes Schweinefett ist heute noch im pharmazeutischen Handel erhältlich, dient aber kaum mehr als Salbengrundlage.

Die Fette mussten auf dem Feuer ausgekocht werden. Hierzu wurde gerührt und die verschiedenen Extrakte, Kräuterpulver und Tinkturen je nach optimaler Temperatur zugegeben. Hernach wurde die Salbe zur guten Verteilung der Wirksubstanzen und zum Erreichen einer fein körnigen, homogenen Schmiere kalt gerührt. Die fertigen Salben wurden in einem Topf aufbewahrt.

279 Ladewig, 1922: 174

Vom Auftragen der Salbe

»Salben (Unguenta) sind Mischungen von fetten Oelen mit Talg, Wachs, Harz usw., denen öfters feste Körper in Pulverform oder in Lösung beigemengt werden ... selten werden Salben auf grössere, unverletzte Hautflächen angewendet, mit der Absicht, dass die in ihnen enthaltenen wirksamen Stoffe von hier aus aufgesaugt und auf diesem Wege in die allgemeine Blutzirkulation aufgenommen werden, so namentlich Quecksilber- und Jodsalben. Eine derartige methodische Anwendung von Salben nennt man Schmierkur.«[280]

Neben den damals durchaus üblichen Schmierkuren, bei denen allenthalben auch mal ein Missgeschick passieren konnte, empfahlen die Autoren von Rezepturen halluzinogener Salben das Einreiben der Stirne, der Handinnenflächen, der Fusssohlen oder des ganzen Körpers, nachdem dieser vorher mit Fett oder Öl rot gerieben wurde. Toxische Inhaltstoffe der Salben können unter bestimmten Bedingungen durch die Haut resorbiert werden. Wenn stark durchblutete Körperteile gewählt werden oder durch Reiben eine vermehrte Durchblutung herbeigeführt wird, verstärkt sich dieser Effekt.
Salben, die nicht einfach der oberflächlichen Behandlung von Hautdefekten dienten, sondern bei denen eine systemische Wirkung erwünscht war, mussten an Körperstellen aufgebracht werden, die keine allzu grosse Fettschicht aufweisen. Das Auftragen von Salben, deren Wirkstoffe in den Blutkreislauf aufgenommen werden sollten, kann nicht an einer beliebigen Stelle des Körpers erfolgen. Schläfen, Pulsadern, Achselhöhlen und Fusssohlen eigneten sich zur Applikation von Schmerz- und Schlafsalben am besten. Wenn Hexen sich auf ihren Flug vorbereiten, sollen sie sich genau an diesen zum Auftragen von medizinischen Schmerz- und Schlafsalben speziell geeigneten Stellen gesalbt haben.

---

280 Ladewig, 1922: 162

Die Wirkung so genannter Hexensalben

»Also machet es auch die Menschen schlafftruncken und doll /
wann sie sein viel essen. Es meldet Matthiolus,
er habe Bauernkinder gesehen /
die diesen Saamen [Bilsensamen] geessen hätten /
die waren also tämisch und unsinnig /
dass die Eltern meyneten /
sie wären vom bösen Geist besessen.
Daher nennen es die Bauern ›Disturbio‹,
das ist / Verwirren.«[281]

Unzählige Geschichten erzählen von den Wirkungen der Hexensalben. Auf einem Stecken fliegen könne man damit, an lustvollen Versammlungen nehme man teil und erotische Gefühle führe die Schmiere herbei. Das Wirkprofil so genannter Hexenpflanzen wie des Schlafmohns, Bilsenkrauts, der Tollkirsche, Alraune, des Eisenhut und anderen deckt sich mit den Erlebnissen der Hexen. So stört Bilsenkraut das Nervensystem gründlich: »Eine diabolische Kraft scheint das Gehirn in Besitz genommen zu haben«[282] Zubereitungen aus ***Hyoscyamus niger*** machen redselig, geben einen trockenen Mund, und ein allgemeines Hitzegefühl führt dazu, dass die Kleider ausgezogen werden.

Stechapfelzubereitungen fördern mehr die erotische Seite und waren als Vergessenheitstrünke sehr beliebt. Der hohe Gehalt an Scopolamin führt dazu, dass der Proband beeinflussbar wird und nach Ende des Rausches nicht mehr weiss, was vor sich gegangen ist.

Die Wirkung von Opium ist unterschiedlich je nach Wirkstoffprofil. Die Wirkungen von Opium berühren das ganze Spektrum der Wirkungen der Flugsalben wie Unempfindlichkeit, träumerische Benommenheit, Schmerzlosigkeit und Schlaffheit.

281 Tabernaemontanus, 1993: 970
282 Boericke, 1991: 262

Hohe Dosen Opium verhindern weitgehend willkürliche Bewegungen und erregen die Fantasie. In Kombination mit Nachtschattengewächsen sind Opiumzubereitungen durchaus in der Lage veränderte Bewusstseinszustände hervorzurufen, die den psychedelischen Hexenausflügen entsprechen. In zu hoher Dosis jedoch führen sie den Tod durch Atemlähmung herbei.
Der Wirkstoff des blauen Eisenhuts führt zu einer starken Kälteempfindlichkeit und zu Empfindungsstörungen der Haut und war wohl eher für Salben, die zur Tierverwandlung benutzt wurden als zur Herstellung von Flugsalben geeignet.

Damit eine Salbe ihre Wirkung im ganzen Körper erzielen kann, müssen die Wirkstoffe von der Haut aufgenommen werden können. Scopolamin ist ein Alkaloid, das in Nachtschattengewächsen wie Tollkirsche, Alraune und Bilsenkraut vorkommt. Im Gegensatz zum Wirkstoff Aconitin des Eisenhuts ist es in Wasser löslich. Daher kann es die Haut auch nicht direkt durchdringen, wie Aconitin. Durch die in einigen Zutaten der Hexensalben enthaltenen Saponine[283] kann das Fett aus der Epidermis gelöst werden, oder mit Hilfe der salicylsäurehaltigen Pappel ihre oberste Hornschicht abgelöst werden. Damit wird die Haut durchlässig für wasserlösliche Substanzen wie Scopolamin, das auf diese Weise in den Organismus gelangen kann.

---

283 Eibisch/Malven, solaninhaltige Nachtschattengewächse

Pflaster mit psychoaktiven Zutaten

Opiumpflaster

gelbes Wachs / Terpentin / Elemi / Weihrauch /
Benzol / Opium / Perubalsam[284]

Pflaster sind äusserlich anzuwendende Heilmittel, welche ein Gemisch aus zusammengeschmolzenen Harzen, Wachs, Fett und Öl darstellen und sich von der Salbe nur durch ihre Konsistenz unterscheiden. Pflaster dienen oftmals »als Vehikel für Arzneimittel, welche durch ihre Berührung mit der Haut eine gewisse Wirkung hervorbringen sollen ...«[285] Sie sind bei normalen Temperaturen fest und in der Hand knetbar. Für den Gebrauch wurden die Pflaster ausgerollt und zu Stangen geformt. Noch heute ist das Anbringen eines Rheumapflasters bei »Hexenschuss« sehr beliebt. Die Packungsaufschrift von ISOLA® Capsicin-Pflaster bezeichnet Rheumapflaster als »altbewährtes, äusserliches Mittel bei rheumatischen Schmerzen, Hexenschuss, Rückenschmerzen, Verstauchungen, Schmerzen an Muskeln und Gelenken«[286].

Rheumapflaster – Ein Plaster von mittlerer Consistentz
R. Der Blätter von frischen weissen **Bilsenkraut / Alraun / Schirling / Taback** /Der Wurzel von Alaun [Alraun?] /Eibischwurzel / weissen Lilgen / zerschneids und zerstoss / kochs in einem irrdenen Geschirr mit Rheinischem Wein / Regenwasser ... Und lass per fetaceum gehen / der Cribatur füge bey der unter einer Aschen gekochten Knoblauch und Zwifel-Häupter der Fets von Schwein / Gäns / weiss Lilgenöl / kochs wider bey gelindem Feuer / und rührs mit einer Spattel stetigs um / misch darunter Gersten oder Weizenmehl / foenugrek / Des Pulvers von langer Osterlutzeywurtzel / Fl. Veyelwurzel / Tannenhartz / Wachs.[287]

284 Ladewig, 1922: 141
285 Ladewig, 1922: 140
286 ISOLA Capsicin-Pflaster, Packungsaufdruck 2003
287 Müllern, 1685: 1473

Räucherungen mit psychoaktiven Zutaten

Guaita (1861 - 1897)
Coriander, Eppich, Bilsenkraut ,
Opium und Schierling.[288]

Räucherungen mit getrockneten Pflanzenteilen wurden bereits in der Antike zur Reinigung, als Opfer für die Götter und zur Behandlung von Krankheiten durchgeführt. Räucherungen und Inhalationen werden bei akuten oder chronischen Atemwegserkrankungen eingesetzt. An Stelle von Mischungen pflanzlichen und mineralischen Ursprungs werden heute meist reine ätherische Öle oder synthetische Substanzen eingesetzt.

Unter der modernen Bezeichnung Phytoinhalationstherapie werden seit ein paar Jahren auch wieder Kräutermischungen für den therapeutischen Einsatz hergestellt. Je nach angewendeter Apparatur werden die Wirkstoffe mit dem Rauch oder mit dem Dampf in die Lunge transportiert.

Eckartshausen (1752 - 1803) um 1790
Schierling, Bilsenkraut, Safran, Aloe, Opium, Mandragora, Nachtschatten, schwarzer Mohnsamen, Saft vom Sumpfeppich, Asa foetida und Sumpfporst, gemischt und verkleinert, auf die Räucherpfanne geworfen.[289]

---

288 KUHLEN, 1983: 345
289 KUHLEN, 1983: 345

Latwerge mit psychoaktiven Zutaten

Electuarium satanicum Guaita (1861-1897)

Oenanthol
Extrakt aus Opium von Smyrna
Extrakt aus schwarzer Betelnuss
Extrakt aus Fünffingerkraut
Extrakt aus Tollkirsche
Extrakt aus Bilsenkraut
Extrakt aus dem Grossen Schierling
Fetter Extrakt aus Indischem Hanf
Extrakt aus Kanthariden (spanische Fliege)
Traganthgummi
Puderzucker
Mischen wie üblich. Ergibt zehn Prisen.[290]

Latwerge (Electuarium) ist eine brei- oder teigförmige Zubereitung aus festen und flüssigen Stoffen, die im Wasserbad eingedickt wurden. Pflanzenpulver oder Extrakte werden mit Syrup, Honig, Tamarinden oder Pflaumenmus gebunden und eingedickt. Zur besseren Haltbarkeit muss viel Zucker beigesetzt oder sterilisiert werden.
Eine berühmte Latwerge des Mittelalters ist der Theriak: Electuarium theriaca, Electuarium mithridaticum. Der Theriak bestand aus bis zu 100 verschiedenen Bestandteilen, enthielt meist auch Opium und wurde für und gegen jegliche Beschwerden eingesetzt.

Quercetanus empfiehlt eine Latwerge, die »wunderbarliche Tugenden gegen das Gifft / und die ansteckenden Seuchen« haben soll und empfhielt die Einnahme »in denen tumultuirenden Geistern / Catharren / Schmertzen und Schlafflosigkeit / Stärckung des natürlichen Balsams / und Verhütung der Fäulung«[291].

---

290 Kuhlen, 1983: 345
291 Müllern, 1685: 260

Theriaca benedicta Quercetani

Zutaten: Meerzwiebel, venedische Vipern, Mohnsaft, Süssholzsaft, Safran, Myrrhe, Weihrauch, weisser arabischer Gummi, Wacholderharz, Serapin, Schlehensaft, Hypocitissaft, Mastix, Opoponax, Bibergeil.

Langer Pfeffer, Zimtrinden, Kalmus, Mutterzimt, aromatischen Costis, weissen und schwarzen Pfeffer, Kamelheu, arabischen Stoechas, Zittwer, weisser Ingwer, kleine Kardamomen, wahre Balsamkörner, Kubeben, Indianisch Blatt, Galgant, Nägelein, Muscatblüte, Paradisholz.

Myrobalanen, Wacholderbeeren, Lorbeer, rote Rosen, Johannesblumen, Tausendgüldenkrautblumen, Cardobenediktenkraut, kretische Scordien, Bergminze, kretischer Diptam, weissen Andorn, Stabwurz, Gamanderlein, Feldzypresse, kretischen Wohlgemut, kretischen Polen, Rosmarin, kleinen Salven, Scabiosen, Majoran, Mark, Rhodiserdorn, Sandelholz, Lerchenschwamm, florentinische Veilchenwurzel, Angelikawurzel, Fünffingerkrautwurzel, Rhabarber, Tormentillwurzel, runde Osterluzeiwurzel, Haselwurzel, runder Galgant, weisse Diptamwurzel, Alantwurzel, Enzianwurzel, Meisterwurz, Beerwurzel, Bibernellwurzel, Römischbaldrianwurzel, Schlangenwurz, Teufelsabbisswurzel, Baldrianwurzel, Schwalbenwurz, lange Osterluzeiwurzel, Kreuzwurz, Steckrübensamen, mazedonische Petersiliensamen, Ammensamen, Ammomisamen, gerösteten Anis, Zitronenkörner, kretischer Fenchel, Johanniskrautsamen, Bauernsenfsamen, kretische Möhrenzimmetsamen.

Schlangen-Confect mit Wacholder, Siegelerden, lemnische Erden.

Indischen Balsam, Muskatenöl, Nägeleinöl, eingedickter Camphersaft

Herstellung: Alle Zutaten werden ihrem Verwendungszweck entsprechend vorbereitet. Die pulverisierten, zu Extrakten verarbeiteten und destillierten Stoffe werden vermengt und daraus eine Latwerge hergestellt.[292]

---

[292] nach Müllern, 1685: 257

Der Basis-Latwerge wurden ihrem Verwendungszweck entsprechend weitere Substanzen pflanzlichen, mineralischen oder tierischen Ursprungs beigegeben. So wurden der Theriaca benedicta auch zur Erweiterung des Wirkspektrums und zur Verstärkung Magisterii aus Corallen, Perlen, Jachzinth, Rubin, Smaragd, (...) Salz der Corallen und Perlen, orientalische Benzoe, Siegelerde, Einhorn, Gebeinlein von Hirschherzen und grauer Amber beigemischt.
Das Electuarium ist eine sehr alte Arzneiform und wird in der westlichen Medizin kaum mehr eingesetzt. Die heutige Tendenz, Mono- statt Kombinationspräparate einzusetzen, führt oft dazu, dass altbewährte Rezepturen auf's Wesentliche reduziert werden und damit einen Teil ihrer Wirksamkeit verlieren.

Extractum benedictum
Auserlesen Senetblätter
Rabarbarn
Lerchenschwamm
Er purgieret die gallische und schleimichte Feuchtigkeiten.
[17. Jahrhundert][293]

Electuarium sennae nach DAB 6
Sennesblätter 1 Teil
Zuckersirup 4 Teile
Gereinigtes Tamarindenmus 5 Teile
Medizinische und volksmedizinische Anwendung als mildes Abführmittel (20. Jahrhundert)

293 nach Müllern, 1685: 261

Die Rezeptur eines starken Schmerz- und Schlafmittels könnte der teuflischen Latwerge von Guaita zu Grunde gelegen haben. Dem Zeitgeist des 19. Jahrhunderts entsprechend wurde das Rezept gekürzt und die Gewürze weggelassen. Entstanden ist die Rezeptur eines tödlich wirkenden, scheusslich schmeckenden Breis, der heute noch in vielfältigen Variationen als Hexenrezept[294] im Umlauf ist.

Zusammensetzung eines Theriaks um 1900
Gereingter Honig, Opium, Erzengelwurz, Baldrianwurzel, Meerzwiebel, Zitwerwurzel, Chinesische Zimtrinde, Kardamom, Myrrhe, Eisensulfat[295]

---

294 vgl. Kapitel Hexensalben; Black-Sabbath-Salbe
295 Ladewig, 1922: 189

Liebeszauber

»In der Stadt Coblenz ist ein armer Mann in der Weise behext,
dass er in Gegenwart seiner Frau den ganzen Liebesakt,
wie ihn die Männer mit den Frauen auszuführen pflegen,
sogar zu wiederholten Malen für sich allein ausführt
und davon auch auf das Drängen und Gejammere
seiner Frau hin nicht abgebracht werden kann,
dass er nach Vollendung eines
oder dreier Akte die Worte ausstösst:
›Wir wollen wieder von vorn anfangen!‹,
während man doch mit dem leiblichen Auge keine Person
ihm als Succubus dienen sieht; und es geschieht,
dass der Arme nach täglichen derartigen Beunruhigungen
auf die Erde stürzt und aller Kräfte beraubt wird.
Fragt man ihn, nachdem er wieder einige Kraft bekommen hat,
auf welche Weise und wieso ihm derlei zustosse
und ob er eine Person als Succubus gehabt habe,
pflegt er zu antworten, er sehe nichts,
sei aber so der Besinnung beraubt,
dass er durchaus nicht imstande sei, sich zu enthalten.«[296]

Die Geschichte des armen Paares legt die Vermutung eines Gebrauchs psychoaktiver Substanzen nahe. Die Wirkstoffe von Bilsenkraut, Stechapfel und Alraune wirken stark erotisch und können eine Amnesie hervorrufen.

---

296 Sprenger / Institoris, 1993, Teil II: 199

Impotenz und Unfruchtbarkeit

Nicht nur hedonistische Ziele, sondern vor allem die Sicherung der Nachkommenschaft liess unsere Vorfahren zu Liebesmitteln greifen. Trotz scheinbarer sexueller Offenheit in den letzten Jahren, ist die Verwendung von Lust steigernden Substanzen heute ein Tabu. Zwar sind die Sex-Shops prallvoll mit luststeigernden Mitteln, aber niemand scheint diese zu kaufen, geschweige denn zu benutzen. Anders vor fünfhundert Jahren: Ein wichtiges Thema waren nicht nur die Aphrodisiaka, sondern auch Mittel, die die Funktion des Geschlechtsapparates bei Missfunktion wieder in Ordnung brachten. Zu diesem Zweck waren die unterschiedlichsten Salben und Trünke im Handel. Besondere Kräfte wurden Pflanzenteilen, die in ihrem Aussehen menschlichen Geschlechtsorganen gleichen, nachgesagt. Äusserst beliebt waren auch Zubereitungen mit Teufelsdreck und Bibergeil.

> Teufelsdreck / mit gleichem Theil gepulvertem Bibergeils / in Bibergeilen-öle so viel genug ist / zu einem Sälblein temperiert / und darmit das Männlich Glied gesalbet / machet die Eheleut lustig / und hilfft zu der Empfängnis.[297]

Teufelsdreck, ***Ferula assa-foetida,*** soll den Geschlechtstrieb fördern, Schwellungen und Entzündungen der Hoden und der weiblichen Genitalien und Brustdrüsen hervorrufen, aber auch bei hysterischen und hypochondrischen Störungen des Gastrointestinaltraktes als beruhigendes, entspannendes Mittel vorzügliche Dienste leisten. Zudem wird dem Harz eine Gebärmutter reinigende, menstruationsfördernde Wirkung zugeschrieben: »So die Weiber in schwären Kindsnöthen ligen / sollen sie an Teufelsdreck riechen / das erleichtert ihnen die Geburt.«[298]

---

[297] Tabernaemontanus, 1993: 211
[298] Tabernaemontanus, 1993: 211

Bibergeil, Castoreum, wird aus den Markierungsdrüsen männlicher und weiblicher Biber gewonnen. Es soll wärmen und trocknen und sich daher für alle Gebrechen der Glieder und Nerven, deren Ursache die Kälte ist, eignen. Seine krampflösende, die Durchblutung fördernde Wirkung konnte mit Pfeffer und Honigwasser verstärkt werden und wurde entsprechend zur Förderung der Menstruation und zur Austreibung von Totgeburten benutzt.[299]

Beliebt bei der Behandlung von Unterleibsinfekten scheinen auch Vaginalzäpfchen gewesen zu sein. Hierzu wurden Harze und ätherische Öle mit stark desinfizierenden und entzündungshemmenden Eigenschaften eingearbeitet. Gerbstoffe halfen mit, die entzündeten Schleimhäute zu beruhigen. In der phytotherapeutischen Behandlung von Infektionen des weiblichen Geschlechtsapparates werden heute wieder vermehrt ätherische Öle eingesetzt.

Die Beobachtung unserer Ahnen, eine fehlende Empfängnis könnte auf einen Unterleibsinfekt zurückgeführt werden, konnte naturwissenschaftlich bestätigt werden. So können zum Beispiel nicht vollständig ausgeheilte Infektionen mit Chlamydien eine weibliche Sterilität hervorrufen, ohne dass die betroffenen Frauen unter Beschwerden leiden.

Mutterzäpflein zur Infektbehandlung:

Zu der ausfallenden Mutter / mache nachfolgende Mutterzäpflein: Nimm Teufelsdreck / 2. Loth / Cypressen-nüss / Weyrauch / Gallläpfel / Mastix / Myrrhenkörner / jedes 1. quintlein. Zerstoss alle Stück zu Pulver / und mach mit Myrrhen-öle ein Teiglein daraus / darnach mach Mutter-zäpflein nach deinem Gefallen / stoss in den vordern Leib / zuvor mit Myrrhen-öle gesalbt.[300]

299 Rippe u.a., 2001: 302
300 Tabernaemontanus, 1993: 211

Für nicht erfüllten Kinderwunsch wurden oft Hexen verantwortlich gemacht. Hexen sollen die Zeugungskraft auf zweierlei Arten verhindern können. Erstens geschieht dies, indem »sie direkt die Erektion des Gliedes, die zur Befruchtung nötig ist, unterdrücken; und das möge nicht unmöglich erscheinen, da sie ja auch sonst die natürliche Bewegung in einem Gliede hindern können.«[301] Die Autoren des »Hexenhammers« sehen keinen medizinischen Unterschied zwischen angehexter Impotenz und lahmen Armen und Beinen. Diese Ansicht vertritt auch die Medizin der Zeit. Tabernaemontanus empfiehlt die Einnahme von Akeleyenwein - Vinum ex Aquilina. Und schreibt: »Dieser Wein ist denen / so durch Zauberey und Hexenwerck ihre Mannheit verlohren / und zu den ehelichen Wercken untüchtig worden seyn / eine heilsame Artzney / stätigs darvon getruncken. Sonst dienet er wider die Verstopfung der Leber und des Miltzes / so man täglich zum Speisswein und den Durst zu löschen brauchet ... Er soll aber darneben alle Morgen und Abend 1 Quintlein des nachfolgenden Pulvers mit Wein zertrieben / trincken. Nim Ackeleyenwurtzel / Ackeleyensaamen / jedes 1 Loth / Einbeerkraut oder die Beeren / jedes ein halb Loth / geriebener Perlen / s. Johannskraut / jedes ein halb Loth. Diese Stück mach zu einem subtilen Pulver / und behalt es zu obgemeltem Gebrauch in einem ledernen Säcklein / dass es nicht verrieche.«[302]

Solche Säckchen und Beutel wurden als Amulette und Liebeszauber oft an einem ledernen Bändel um den Hals getragen. Die Akelei[303] wurde von den mittelalterlichen Kräuterbuchautoren als steinlösendes Mittel, Diuretikum, gegen geschwollene Drüsen, bei Gelbsucht, Leber- und Milzproblemen und allerlei anderen inneren Krankheiten empfohlen. Dem Saft der Wurzel sagt Bock in seinem Kräuterbuch von 1565 eine wundheilende und menstruationsfördernde Wirkung nach: »Ein Pessarium in dem safft genetzt / und inn den leib gethon / erfordert Menses und die todte Geburt.«[304]

---

301 Sprenger/Institoris, 1993, Teil I: 76
302 Tabernaemontanus, 1993: 99
303 ***Aquilegia vulgaris*** L.
304 zitiert nach Madaus, 1979: 564

Der Akeleyen-Wein des Tabernaemontanus fördert aus mittelalterlicher pharmakologischer Sicht die Ausscheidung von Schleim und führt zu einer »Entstopfung« der Adern, sodass die Säfte wieder frei fliessen können. Den Nieren-Blasen- und Leber-Galle-Milz-Therapeutika wurde das Stimmung aufhellende Johanniskraut und tonisierender Wein zugegeben. Eine »Blut reinigende« Mixtur, die bei genügend langer Anwendung durchaus Erfolg versprechen könnte. Sind erst mal die Lebensgeister wieder geweckt, die Müdigkeit verflogen, entspannt sich auch die Beckenregion und die männliche Unpässlichkeit ist wie »weggehext«.

Die zweite Art der Hexen, die Zeugung zu verhindern, betraf die Fruchtbarkeit. Hierbei verhinderten sie »die Sendung der Geister zu den Gliedern, in denen die bewegende Kraft ist, … indem sie gleichsam die Samenwege versperren, dass er nicht zu den Gefässen der Zeugung gelangt, oder nicht ausgeschieden oder ausgeschickt wird.«[305] Die Männer wurden also nicht impotent, sondern durch die Kraft der Dämonen zeugungsunfähig. Die Hexe bewirkte dies von aussen durch Zauberbilder, den Genuss von Kräutern oder mit Hilfe der Testikel[306] von Hähnen.

Der Genuss eingemachter Hodenkrautwurzel wurde aufgrund seiner Signatur[307] als hilfreich zur Therapie von Potenzstörungen angesehen. Die Wurzel von ***Orchis moria*** stand lange im Ruf ein vorzügliches Aphrodisiakum zu sein. Die anatomische Verwandtschaft der Wurzelknollen gewisser Orchideen regte die erotische Fantasie vieler Völker an.

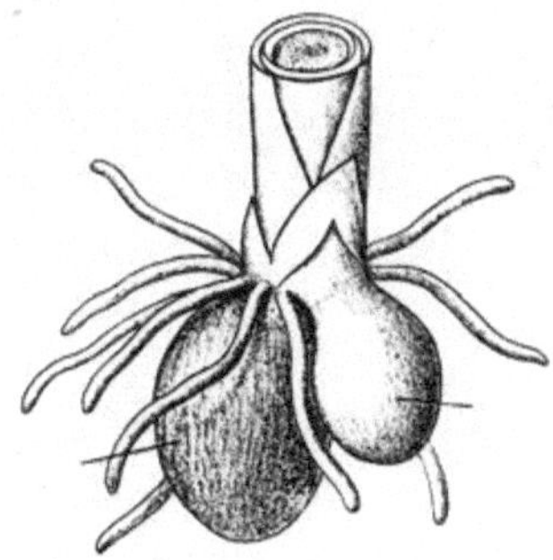

Tuber salep; Knollen einer blühenden Pflanze

305 Sprenger/Institoris, 1993, Teil II: 76

306 Keimdrüsen

307 Die Signaturenlehre gründet auf der Erfahrung, dass Ähnlichkeiten zwischen Pflanze, Tier und Mensch nicht immer nur zufälliger Natur sind. Gewisse Pflanzenteile scheinen wie Bild und Spiegelbild zu bestimmten menschlichen Körperteilen zu passen. Viele Heilpflanzen wurden so entsprechend ihrer Signatur bei Erkrankungen ihnen ähnlicher Organe angewendet.

Aphrodisisches Eingemachtes
Nimm Hodenkrautwurzel und koche sie bis zum Sieden in Wasser auf. Von diesem Brei nimm ein Pfund, ebenso ein Pfund des in der Absiedung dieser Wurzeln aufgekochten Zuckers, wenn dieser die Dicke des Honigs erreicht hat, und mische beydes nach Vorschrift der Kunst. Die Dosis ist ein Quintel.[308]

Bis heute hielt sich das volksmedizinische Wissen um die aphrodisierende Wirkung der Hoden ähnlichen Knollen. Unter dem Namen »Salep« war das Wurzelpulver verschiedenster Orchideen noch vor wenigen Jahren in Apotheken und Drogerien als Kräftigungsmittel vorrätig. Gewisse Wild-Orchideen stehen heute unter Naturschutz.

Aphrodiesischer Tee
Rp: Ligni Muirae puama (Potenzholz)
Cortex Yohimbe (Yohimberinde)
Tuber. Salep (Knolle des Salep-Knabenkrauts)
Fol. Juglandis (Walnussblätter)
C.m.f. species[309]
D.s.: 1 Esslöffel auf 1 Tasse Wasser abkochen. Wöchentlich zwei- bis dreimal 1 Tasse trinken.[310]

Um sich über längere Zeit dem Zeugungskraft hemmenden Einfluss der Hexen zu entziehen, wurde folgende Empfehlung gemacht: »mache wo möglich eine Luftveränderung, brauche Lohbäder (4 Pfund gemahlene Eichenrinde abgekocht und dem Bade zugegossen), bewege dich fleissig im Freien, trinke Rosmarinthee und vollziehe bei

308 Dreck-Apotheke, 1986: 79
309 Mische daraus einen Tee
310 Madaus, 1979: 1933

dieser Lebensweise die Ehe«[311] und »nach der Meinung vieler Frauen soll das Tanzen fruchtbar machen.«[312] Lebensfreude und Genuss erhöhen bekanntlich die Fortpflanzungsfreudigkeit jeder Spezies …

Wider die Unfruchtbarkeit der Weiber

Nimm Lulchsaamen [Lolium temulentum L.] und Weyrauch / jedes gleichviel / lege das auf glüende Kohlen / und lasse den Dampff darvon durch ein bequemes Instrument zu dem Weibe gehen / ehe das Weyb beyschlaffet. Etliche nemmen Myrrhen und Saffran zu dem Lulch und Weyrauch / und gebrauchens gleicher Gestalt.[313]

Lolium temulatum, der Taumellolch, war bereits in der Antike für seine narkotischen Eigenschaften bekannt. Vergiftungen mit Taumellolch verseuchtem Brot oder von zuviel Bier, dem die Samen beigefügt wurden, wurden oft beschrieben. Ein Aufguss aus Kamille und Wermut sollte mögliche Vergiftungserscheinungen beseitigen. Vom Landvolk soll auch Sauerkraut[314] dafür verwendet worden sein. Zu den medizinischen Wirkungen schreibt Dioskurides: »Der Taumellolch, einige nennen ihn Thyaros, welcher zwischen dem Weizen wächst, hat, wenn er gemahlen ist, die Kraft, fressende, eiternde und krebsartige Geschwüre rings herum einzureissen, wenn er mit Salz und Rettich aufgelegt wird. Wilde Flechten und Aussatz heilt er mit Essig und natürlichem Schwefel. Mit Taubenmist und Leinsamen in Wein gekocht, öffnet er Mandeln und reisst schwer reifende Geschwüre auf. In Honigmet sowohl getrunken, als auch ungeschlagen, hilft er denen, die an Ischias leiden. Mit Mehl aber oder Myrrhe, Safran oder Weihrauch geräuchert, ist er der Empfängnis behülflich.«[315]

---

311 Buchmann, 1873: 485
312 Buchmann, 1873: 486
313 Tabernaemontanus, 1993: 550
314 Madaus, 1979: 1791
315 zitiert nach Madaus, 1979: 1791

Die desinfizierenden, Entzündung hemmenden Eigenschaften von ***Lolium temulatum***, Myrrhe und Weihrauch sowie die emmenagoge, Durchblutung fördernde Wirkung des Safrans, dem auch nachgesagt wurde, dass er ein »fröhlich und gut Geblüth«[316] mache, helfen durch Räucherung der betroffenen Stellen, Infektionen[317] zu beseitigen und so die körperlichen Voraussetzungen für eine Empfängnis zu verbessern.

Pillen zur Reinigung und Stärkung der Gebärmutter

Teufelsdreck und Bibergeil / jedes ein sechsten Theil eines Quintleins durcheinander vermischt / und zwey oder drey Pillulen daraus gemacht / und ganz verschlucket / dienet wider die Erstickung und Ausstossen der Muttern ....

Oder nimm Teufelsdreck / guten Methridat / vermisch es durcheinander / darnach so mach Pilulas daraus / und verschluck die ganz. So auch die Weiber die mit diesem Gebrechen stätig geplagt werden / je zu drey oder vier Wochen diese Pillulen einmal einnehmen / werden sie von diesem Gebrechen behütet.[318]

Nicht nur der Unfruchtbarkeit der Frau, sondern auch der des Mannes wurde wesentlich mehr Aufmerksamkeit geschenkt als heute. Wobei die Empfehlung alter Ärzte die Verdauung fördernde Anissamen und die an Gerbstoff reiche Blutwurzel zur Förderung der Manneskraft einzusetzen, nach heutigem Wissenstand kaum mehr zu begründen ist. Zur Regulation der Darmtätigkeit, bei Blähungen und Durchfall könnte sich der Wein aber durchaus bewähren.

---

316 LONICEREUS, 1962: 337
317 Unerkannt verlaufende Infektionen mit Chlamydien können zu Sterilität führen.
318 TABERNAEMONTANUS, 1993: 211

Wider die Unfruchtbarkeit der Männer
Wann ein Mann zu ehelichen Wercken untüchtig worden / oder ihm sein natürlicher Saamen vergangen wäre / der nehme 1 Loth Aenissaamen und ein Blutwurtzel / und seud diese Stück in 3 Quart Weins / biss das Drittheil eingesotten ist / darnach seihe es durch ein Tuch / und trinck darvon Morgens und Abends / jedes Mal ein Becher voll warm / so kommt er wieder zu recht.[319]

Schwieriger wird es bei »denen durch Gaukeldunst die männlichen Glieder genommen werden.«[320] Obwohl »solche Glieder niemals in Wirklichkeit aus dem Körper herausgerissen oder davon getrennt, sondern nur durch Gaukelkunst vor dem Gefühls- und Gesichtssinne verborgen«[321], sind, braucht es zur Lösung des Problems die Hilfe der antuenden Hexe oder des Exorzisten. Mutige versuchen sich selbst zu exorzisieren, indem sie »heilige Worte, Segen und Sprüche bei sich am Halse tragen können, falls sie nicht zu lesen oder sich selbst zu besprechen wissen«.[322]
Sollten all diese Bemühungen nicht zum gewünschten Erfolg führen, bleiben noch medizinische Massnahmen. Eine Schlafsalbe[323] aus Mandragora, Bilsensamen, Taumellolch, Schierling, Schlafbeeren, Eibenblätter und Opium hilft bei der Austreibung von Dämonen und deren Wirken.
Wohl kaum zur Teufelsaustreibung geeignet, aber vielleicht als Erklärung dafür, weswegen viele Männer ihr Feierabendbier so schätzen: »Weizenbier nicht allein zum Tranck / sondern auch in der Speiss gebraucht / Suppen / Müsslein und Breylein darauss gemachet und

319 TABERNAEMONTANUS, 1993: 173
320 SPRENGER/INSTITORIS, 1993, Teil II: 213
321 SPRENGER/INSTITORIS, 1993, Teil II: 219
322 SPRENGER/INSTITORIS, 1993, Teil II: 219
323 HOFFMANN (1660 - 1742), zitiert nach KUHLEN, 1983: 344

genossen / mehret den natürlichen Saamen / richtet die hangende Mannsruhten wieder auff / und hilfft den schwachen Männern / die zu den ehelichen Wercken ungeschickt sind / wieder in den Sattel.«[324]

Liebesmittel

»Unter uns gesagt, gibt es natürlich kein Aphrodisiakum,
das einen in der Liebe Blinden sehend machen könnte.
Aber für Schwachsichtige
gibt es immerhin Vergrösserungsgläser.«[325]

Unter Aphrodisiaka versteht man Mittel zur Anregung, Steigerung und Stärkung der Libido sexualis und der geschlechtlichen Leistungsfähigkeit. Dabei wird in der Regel kaum zwischen der Wiederherstellung gestörter Potenz und der Steigerung vorhandener Potenz unterschieden.

Aphrodisiaka, so genannte Liebesmittel sind keine Zaubermittel. Sie helfen durch richtigen Einsatz die eigenen Grenzen zu überschreiten, uns ohne Angst unseren Gefühlen zu stellen, die Energien im Gleichgewicht auszutauschen und fliessen zu lassen. Während der Ausübung des sexuellen Aktes werden Energien freigesetzt, Blockaden gelöst und aussergewöhnliche Bewusstseinszustände erreicht.

Psychologische Einflüsse vermischt mit der Nutzung bestimmter Wirkungen von Heilmitteln helfen, Blockaden (Behexungen) zu lösen und den Liebesgenuss zu steigern. In Frage kommen vor allem Stoffe, die das Zentralnervensystem erregen oder sedativ wirken, sowie Mittel, die das Urogenitalsystem reizen. Dieselben Mittel dienen auch der Behandlung allgemeiner Erschöpfungszustände, von Angst-, Spannungs- und Erregungszuständen sowie neurovegetativen Störungen.

---

324 Tabernaemontanus, 1993: 641

325 Curnonsky, Küchenchef von Napoleon, zitiert nach Mességué, 1973: 194

Einsatz finden noch heute Drogen mit folgenden Wirkprofilen:

- ZNS erregende und enthemmende Drogen wie Alkohol, gewisse Solanaceen, Amphetamin und andere Analeptika, Strychnin
- Sedativ wirkende Drogen wie Hopfenextrakte zur Behandlung von Libido- und Potenzstörungen neurovegetativer Genese
- Drogen mit starker Reiz- und Hyperämiewirkung auf die ableitenden Harnwege und Sexualorgane (ätherische Öle, Paprika, spanische Fliegen)

Dem Prinzip der Durchblutungssteigerung der Sexualorgane folgen auch moderne Salben für den lustvollen Gebrauch, zum Beispiel Viagel® für die Luststeigerung der Frau (Zusammensetzung: Saft der Blätter von Aloe barbadensis, Menthol, Rosmarinöl, kosmetische Hilfsstoffe).
Da in der alten Medizin kaum eine Trennung zwischen der Behandlung der Sexualorgane und anderer Körperteile bestand, weichen die Zutaten durchblutungssteigernder Liebessalben und Liebesöle nur wenig von der Zusammensetzung von äusserlich anzuwendenden Rheuma- und Gichtmitteln ab.

Unguentum Capsici compositum nach Ph.Helv.VII

Cayennepfefferliquidextrakt	2.5 Teile
Eucalyptusöl	3 Teile
Campher	5 Teile
Medizinal-Terpentinöl	10 Teile
Weisses Bienwachs	10 Teile
Cetylsalbe	ad 100 Teile

Anwendung: Neuralgien und rheumatische Schmerzen.
Vorsicht schon kleinste Mengen können die Schleimhäute reizen![326]

[326] Pharmacopoea Helvetica VII; Schweizerisches Arzneibuch 7. Ausgabe

Universalbalsam

35 Gramm	Kampferöl,
50 Gramm	Bilsenkrautöl,
15 Gramm	gelbes Wachs

lässt man schmelzen und rührt unter die erkaltete Masse

10 Gramm	Bleiessig.

Dieser Balsam dient zu Einreibungen bei rheumatischen Leiden.[327]

Die erst kühlende, dann durchblutungsfördernde Wirkung des Kampferöls wird durch die spasmolytischen Eigenschaften des Bilsenöls optimal ergänzt. Zur erotischen Massage, ebenso wie bei Rheuma sollte der Bleiessig durch ein harmloseres leichtes Adstringens ersetzt werden. Besonders eignet sich ein wässriger Auszug aus der weissen Taubnessel (***Lamium album***). Eher weniger zur Zweckentfremdung geeignet, in seiner Zusammensetzung dennoch erotischen Salben ähnlich, ist der Russische Spiritus.

Russischer Spiritus

ist ein vorzügliches Einreibemittel gegen Rheumatismus und gichtiges Leiden und besteht aus:

60 Gramm	zerstossenem Senfsamen,
200 Gramm	destilliertem Wasser,
25 Gramm	Spanisch-Pfeffer,
25 Gramm	Kampfer,
25 Gramm	Natriumchlorid,
60 Gramm	Ammoniakflüssigkeit,
50 Gramm	Terpentinöl,
50 Gramm	Äther,
1000 Gramm	Weingeist von 90 %.

Man schüttelt gut durcheinander, lässt acht Tage stehen, presst aus und filtriert.[328]

---

327 Ladewig, 1922: 193
328 Ladewig, 1922: 158

Psychoaktive Liebesmittel

»Du siehst mit diesem Trank im Leibe,
bald Helenen in jedem Weibe.«[329]

Liebesmittel, die die sinnliche Wahrnehmung fördern und die Erregung steigern sollen, wirken in der Regel stimulierend oder dämpfend auf das zentrale Nervensystem. Ihre Wirkung ist lediglich eine Frage der Dosis. So auch die psychoaktiven Hauptwirkstoffe der Nachtschattengewächse. Atropin, Hyoscyamin und Scopolamin sind je nach verwendeter Pflanze oder verwendetem Pflanzenteil in unterschiedlichem Verhältnissen und Mengen vorhanden. Nach Inhalation oder Einnahme geringer Dosen kann es zu Veränderungen der Geruchs- und Tastempfindung kommen, gleichzeitig wird das Bewegungsbedürfnis gesteigert und Hemmungen fallen ab. Zum Teil treten starke Wahrnehmungsveränderungen auf oder die Applikation führt zu einem betäubungsähnlichen Schlaf mit intensiven Träumen. Hohe Dosen führen zu Krämpfen mit nachfolgender Atemlähmung. Vielfach geschildert wurden Flugerfahrungen, Verwandlungen in Tiere und ekstatische sexuelle Erlebnisse. Die Halluzinationen erschienen dem Konsumenten dabei völlig real. In diesem Zusammenhang ist interessant, dass in Indien gepulverte Datura-Samen (mit Butter vermischt) innerlich gegen Impotenz genommen wurden. Ebenso soll durch Einreiben einer solchen Mixtur in die Genitalgegend die Libido gesteigert werden können.

Sehr bildhaft beschreibt ein Bericht aus dem 17. Jahrhundert was alles geschehen kann, wenn im fröhlichen Beisammensein die Wirkstoffe des Stechapfels in Speise oder Trank gemischt werden: »Wenn man jemandem davon nur wenig eingibt, wird er in seinen Sinnen dermassen zerrüttet und begaukelt, dass man vor ihm tun kann, was man will, und er des anderen Tages gar nichts drum weiss. Solche seiner

---

329 Mephisto zu Faust, zitiert nach ZAUGG, 2001: 252

Sinn-Beraubung oder Betörung und Betäubung währt 24 Stunden lang. Indessen kann man Einem die Schlüssel aus dem Schiebsack ziehen, Truhen und Schreibtisch aufsperren vor seinen Augen: und muss er mit sich umgehen lassen wie man will: Er merkt und versteht nichts davon; so ist ihm auch folgenden Tages nichts davon bewusst.«[330]

Von einem Kraut derselben Familie erzählt die Geschichte von einem Schlosser aus Thun im Berner Oberland: »Ein Schlosser von Thun namens Loy stand im Geruche der Hexerei. Als er dem Gerichte überantwortet wurde, sagte er: Wenn einer im Mai zwei Frösche beisammen findet, nehme den untern, bringe ihn in einen irdenen Topf und verschliesse ihn, so komme der andere Frosch nach. Er bringe ein Kraut und lege es an den Topf, welcher alsbald voneinander falle, so dass das gefangene Tierchen frei werde. Wenn einer desselben Krauts habhaft werde, so vermöge er ohne Schlüssel alles zu öffnen. Das habe auch er probiert.«[331]

Aber nicht nur fremde Schlüssel, sondern auch das schöne Geschlecht soll mit Hilfe von Nachtschattengewächsen leichter erobert werden können. »Mit den Weibsbildern kann gleichfalls vermittels dieses Mittels[332] Mancher seines Gefallens pflegen und viel, ja gleichsam Alles von ihnen zu Wege bringen. Daher ich nicht glaube, dass ein schädlicheres Kraut auf Erden zu finden sei durch welches man so viel böse Sachen wiewohl natürlicher Weise stiften könne.«[333] Nicht um Frauen gefügig zu machen, sondern um die Männer ihrer Sinne zu berauben sollen die Samen des Stechapfels in Indien eingesetzt werden. So berichtet Freiherr von Bibra 1855: »In Goa geben sie die Diebe ihren ausersehenen Opfern heimlich in Speis oder Trank, und berauben dann dieselben mit Bequemlichkeit. Aehnlich machen es die Lustdirnen, welche ihre Freunde und Besucher mit dem gestossenen Samen betäuben

330 Lewin, 1980: 179
331 Keckeis, 1995: 152
332 pulverisierte Stechapfelsamen, Kraut und Wurzel
333 Lewin, 1980: 179

und dann ihre Taschen leeren.«[334] Dass die »wirklichen, verheiratheten Frauen« sich solcher Praktiken bedienen könnten, hält der Freiherr jedoch für eine »schändliche Verläumdung«[335].

Durchblutungsfördernde Liebesmittel

Weniger dramatische Reaktionen lösen Wirkstoffe aus, die das Urogenitalsystem stimulieren. Zu den Arzneistoffen, die eine Reizung des Urogenitalsystems hervorrufen, gehören die heute noch beliebten und berüchtigten spanischen Fliegen. Auch Arzneidrogen wie Petersilienfrüchte, Selleriekraut und zahlreiche Pflanzen mit ätherischen Ölen intensivieren bei entsprechender Dosierung die Blutfüllung der Bauch- und Sexualorgane, was eine Libidosteigerung zur Folge haben kann. Zu diesem Zweck werden meist Gewürze wie Basilikumkraut, Ingwer, Paprika, Pfeffer und Chilli und die als menstruationsfördernd bekannte Pflanzen (Emmenagoga): Muskatnuss, Nelken, Rosmarin, Safran, Senf, etc., eingesetzt. Heinrich dem IV. soll zum Beispiel eine Knoblauchkur auf die Sprünge geholfen haben. Oder »die zum Werk der Liebe untüchtig / und zu schwach sind«[336] sollen eingemachten grünen Ingwer gebrauchen. Eine unterschiedliche Wirkung auf die Geschlechter scheinen Amber und Bisam zu haben. Bei der Herstellung von amber- und bisamhaltigen Mittel muss das Geschlecht des Anwenders berücksichtigt werden. Denn »will mans vor die Weiber gebrauchen / so muss man wegen der Mutter / den Bisam und Amber auslassen / oder mit etlichen gr. Bibergeil verbessern.«[337] Der Einfachheit halber können diese Substanzen erst am Schluss beigemengt werden. Alle anderen erforderlichen Zutaten werden zu einer Masse verarbeitet, wie ein Extract. »Dem halben Theil füge bey Bisam / Amber. Das übrige behalte vor die Weiber.«[338]

---

334 Freiherr von Bibra, 1855: 143
335 Freiherr von Bibra, 1855: 143
336 Boeser, 1994: 183
337 Müllern, 1685: 1150
338 Müllern, 1685: 1150 f

Amberkraut, ***Teucrium marum***, wirkt krampflösend. Der eigentümlich riechende Bisam wurde als stimulierendes Mittel, bei Hysterie und zur Reinigung der Gebärmutter eingesetzt. Welche Begründung genau hinter der Warnung vor der Anwendung bei Frauen liegt, kann anhand der Inhaltsstoffe von Amber und Bisam nicht gesichert festgestellt werden. Der Vorstellung, dass der Geruch Frauen ungewollt anregen könnte, widerspricht die noch heute übliche Verwendung von Moschus[339] und Amber in der Parfümherstellung.

Von denen Bisam und Amber-Aepfeln

Je Bisam und Aepfel bereitet man aus wolriechenden Pulvern (man kann auch Oel darzu thun) welche mit Wachs / fliessendem Storax / Indischem Balsam / Tragant Schleim / einem wenig Terbinthin / damit alles desto besser beysammen bleibe / vermischet werden; wo es nöthig / kann man auch ein wenig Rosenwasser darzu thun / und nach Belieben kleine Kügelein daraus machen.

N. Den Nahmen haben sie von Bisam und Amber herbekomen / nicht dass diese zwey Stück allezeit darzu kommen müssen / sondern weil sie einen dergleichen lieblichen Geruch von sich geben. Statt eines Exempels dienen.[340]

Vielen Liebesrezepten gemeinsam ist die Förderung der Durchblutung der Bauchorgane und die damit einhergehende Mehrdurchblutung der Geschlechtsorgane, welche zu einer Libidosteigerung führen kann.

Um die verschiedenen Geschmäcker der Gewürzliebhaber und Schleckmäuler zu befriedigen, waren unterschiedlichste Rezepturen bekannt, die sich jederzeit persönlichen Geschmacksvorlieben anpassen liessen.

---

339 Moschus; Sekret aus den Moschusbeuteln des Moschusbocks

340 Müllern, 1685: 314

Aphrodisische Tinctur

Nimm 4 Handvoll ros solis; sodann Zimmt, Muscatnuss, Muscatblüthe, Gewürznägelein, Ingwer, von jedem eine Unze; 4 Gran Moschus und 8 Pfund Weingeist; mische Alles und lasse es 20 Tage digeriren, lass nachher den Safft durchseihen, löse darin ein Pfund Zucker auf, und verschliesse die Tinctur in ein Gefäss. Die Dosis davon ist ein Kaffeelöffel voll.[341]

Aphrodisisches Pulver

Nimm Zimmt, Engelswurtz, Gewürznägelein, Muscat, Muscatnuss, Galgant und indische Blätter, grosse und kleine Kardamome, von jedem ein Quintel; Ingwer anderthalb Quintel; Aloeholz, gelben Sandel, langen Pfeffer, zwei Quintel von jedem und pulvere Alles. Die Dosis, ein halbes Quintel, wird in Bouillon oder in gutem Wein genommen.[342]

Aphrodisisches Latwerg

Nimm geriebene Chocolade und weiche süsse Mandeln, von jedem eine Unze; ferner feinen Zucker und eine Conserve von rothen Rosen, anderthalb Unzen von jedem. Rühre Alles mit einer gehörigen Quantität Kermessaft in einem Mörser um, thue dann zwei Scrupel Balsam von Mekka dazu, auch eine Unze vom Balsamsyrup, und bereite daraus ein Latwerg. Davon nimmt man täglich 3 bis 4 Mal von der Grösse einer Muscatnuss.[343]

341 Dreck-Apotheke, 1714: 78
342 Dreck-Apotheke, 1714: 79
343 Dreck-Apotheke, 1714: 79

Liebessalben

Im unteren Rückenmark befindet sich das parasympathische Nervenzentrum für die Erektion, das vom zugehörigen Hautareal aus beeinflussbar ist. Vom französische Naturheiler Messegué stammt die Rezeptur einer Salbe mit ätherischen Ölen (Satureja montana, Heracleum spondylium, Mentha piperita) die man in die Steissbeingegend einmassiert. Diese soll zusammen mit Fussbädern wahre Wunder bei weiblicher Frigidität wirken.

Im Sexhandel werden unzählige Salben und Mittelchen angeboten, die angeblich die Erektion verstärken und vor allem verlängern. Sie tragen alle schicke Namen wie »Casanova cream«, »Happy love«, »Genitalis-Creme« etc. Diese Erektionssalben enthalten ätherische Öle und Capsaicin[344] zur Förderung der Durchblutung. Die Homöopathie setzt Capsicum ein, wenn folgende Symptome am männlichen Genital die Lust verderben: »Kälte des Skrotum mit Impotenz, atrophierten Hoden; Gefühlsverlust in den Hoden mit Erschlaffung und Verkümmerung. Gonorrhoe, starkem Brennen, Prostataschmerz.«[345] In hoher Dosierung können capsaicinhaltige Salben bei Frauen Migräne auslösen.

Uralt, stets einfach anzuwenden, versprechen Erektionssalben seit Jahrhunderten Liebesglück.

Linimentum pro penis erectione.

R. Des Saffts von Pastinach / Senff-Oel

Pistirs / und stells in die Sonn Tag und Nacht. Dann misch alles in eine Form eines Linimenti.

Mit diesem schmieret man den Kopff am männlichen Glied / vor dem Beyschlaff / sollte aber ermeltes Glied aufrechts bleiben / so darff man es nur mit lauen Wasser abwaschen / so vergehet es gleich wieder.[346]

---

344 Capsaicin: Wirkstoff aus *Capsicum annuum*
345 Boericke, 1991: 131
346 Müllern, 1685: 1524

Der Saft der Pastinake (***Pastinaca sativa***) und Senföl soll auch bei männlichem Haarausfall geholfen haben – ein Durchblutung anregendes Universalmittelchen: »der Safft ist scharf und zanger / und machet Aufblähen. Mit Essig / Pfeffer und Wein vermischt / heilet den Gebrechen Alopeciam, darvon das Haar ausfällt / angestrichen.«[347]
Ob Kopf oder Glied die durchblutungsfördernde Wirkung der ätherischen Öle der Pastinake und die reizenden Senföle förderten die »Männlichkeit« unserer Vorfahren.
Folgende Zutaten sollten für den Notfall in keinem Haushalt fehlen: »Nimmt gekärten Honig und Muskatnussöl, von jedem eine halbe Unze; von schwarzem Pfeffer, Eibeben und Speichelwurtz gleichfalls eine halbe Unze; ferner ein Scrupulum Schnittlauch, ein halbes Scrupulum Moschus; ein Quintchen peruanischen Balsams, aus allen diesen Ingredienzien mache eine Salbe und mit dieser Salbe reibe dich ein.«[348]

Schönheitsmittel

»Ein schönes und zuchtloses Weib ist
wie ein goldner Reif in der Nase der Sau.«[349]

Wohl nur wenig verändert hat sich die Einstellung zur Schönheit. Um auf dem Heiratsmarkt eine gute Partie machen zu können, musste einiges getan werden: so zum Beispiel die Haare Färben.
Das Öl der Medea[350] färbt die Haare schwarz. Da dieses Öl aufgrund seiner Zusammensetzung einen »abscheulichen / jämmerlichen / und starken / und gewaltig durchdringenden Geruch hat«[351], empfiehlt Nostradamus wiederum den grauen oder wegen der Farbe vorzuziehenden schwarzen Amber zur Geruchsverbesserung. Aber er warnt:

---

347 Tabernaemontnus, 1731: 210
348 Dreck-Apotheke, 1714: 80
349 Sprenger/Institoris, 1993, Teil I: 99
350 Boeser, 1994: 128
351 Boeser, 1994: 130

»Diese Composition [die parfümierte] aber ist nicht für jedermann / sondern allein für königliche und gewaltige Personen. Nicht dass ich darum etwa den Schluss ziehen will / dass es für andere Leute nicht zu gebrauchen sei / sondern weil ich oben den Leuten verboten habe ihn [Amber] zu brauchen / weil es die Haare / und den Bart so färbt / dass die jungen Töchter durch das blosse Anschauen bisweilen betrogen werden / und denken sie haben den Paris aus Troia genommen / und es ist kaum Priamus / aber das ist weder jetzt / noch jemals wieder verboten / noch gehalten worden. Erasistratus lobt den Arzt über die massen hoch / der das Alter das schnell kommt nicht vertreiben doch durch seinen Fleiss demselben ein anderes Aussehen verschaffen kann / und dafür grosses Lob / Ehre / Preis / und Ruhm bekommt. Die künstliche und ordentliche Veränderung aber die dieses Öl macht / kann mit keinem Geld bezahlt werden / deswegen weil es das Haar dermassen annimmt / dass es dasselbe bald färbt.«[352]

Die genaue Zusammensetzung von Medeas wundersamem Öl bleibt ein Geheimnis. Die weiteren Anwendungen, die besser verschwiegen werden sollen, ebenso. Die Tatsache, dass sich die Weiber vom Aussehen des Freiers täuschen lassen, lässt darauf schliessen, dass Solanaceen-Drogen Verwendung finden: »Weil aber sein Gebrauch [Öl der Medea] für etliche Personen nachteilig sein könnte / nicht wegen seiner Kraft und Wirkung / sondern allein wenn es falsch gebraucht wird / wäre es besser denselben zu verschweigen / denn offenbar / und um meinem Vorhaben ausreichend nachzukommen / habe ich ihn sowenig / wie möglich erklärt.«[353]

Die weiteren Anwendungen des medeischen Öls sind viel versprechend. So soll bei Fallsucht, ein Tropfen unter die Nase gegeben, das Fallen verhindert haben, beim Öffnen der Gebärmutter und sehr starken Schmerzen wurde ein Tropfen in die Nase geträufelt oder als Räucherung eingeatmet, zudem sollte dieses Öl in die Ohren geträufelt das

---

352 Boeser, 1994: 132
353 Boeser, 1994: 132

Gehör verbessern. »Mit Hilfe dieses Öls hat Berosus ebenfalls ein Erdbeben ehe es gekommen ist vorausgesagt«[354] Durch Bilsenöl verursachte toxische Gehörshalluzinationen gaben öfters Veranlassung für Vorhersagungen. Anhand der Beschreibung kann davon ausgegangen werden, dass nicht der Amber diese fantastischen Wirkungen hervorruft, sondern eine verschwiegene Zutat. Allein der Name »Medea« weist auf den Gebrauch einer psychoaktiven Substanz hin.

Nachtschattengewächse waren in Haarpflegemitteln beliebt. In Südindien ist die Verwendung von Haarölen mit Stechapfelzusätzen immer noch beliebt zur Förderung des Haarwuchses, gegen Migräne und Schlafstörungen. Je nach Menge, die in die Kopfhaut eingerieben wird, kann ein erotisierender Effekt nicht ausgeschlossen werden.

Die wohltuende Wirkung und der feine Geruch dieses Hauptwassers, entspannt, lindert Kopfschmerzen und regt die Durchblutung der Kopfhaut an.

Aqua cephalica externa P.H.D.

Eusserliches Hauptwasser.
R. Meyenblümchen.
Holderblüth
Weisser Rosen
Lavendelblumen
Der Blätter von Nachtschatten
Weiden
Bilsenkraut
Mohnhäupter
Campher destillirs mit gemeinem Wasser und behalts zum Gebrauch[355]

354 Boeser, 1994: 133
355 Müllern, 1685: 1414

Zaubermittel

»Einmal kam eine Korber- oder Zigeunerfamilie und wollte bei einem Bauer Milch erbetteln. Aber der Bauer sagte, er hätte keine, das Vieh sei auf der Alp. Da sagten die Fremden, das sei ihnen gleich, wenn er ihnen nur für kurze Zeit einen Melkkübel leihen würde. Da gab der Bauer den Korbern einen Melkkübel, der Korber nahm ihn, schaute über die Schattenseite zur Alp hinauf, wo eine braune Kuh vor der Staffel stand. Und es dauerte nicht lange und da war der Melkkübel voll Milch. Als sie dann weiter zogen brachten sie den Melkkübel dem Bauern zurück. Dafür gaben sie ihm eine Büchse mit Salbe, damit sollte er den Käs und das Fleisch im Kamin, auch Kleider und Decken bestreichen. Wenn er das tue, dann kämen keine Maden in den Käs und das Fleisch und in die Kleider keine Schaben. Aber der Bauer traute der Sache nicht recht. Vor seinem Haus lag ein grosser Stein. Da strich der Bauer die Salbe an den Stein. Kaum hatte er das getan, fing der Stein an zu zittern und zu wackeln und rollte nach einer Weile auf dem Weg auf und davon, auf dem die Korber fortgezogen waren. Den Stein hat der Bauer nie mehr gesehen, aber das Loch vor dem Haus blieb noch lange offen.«[356]

Sagen um wundersame Salben und Trünke enthalten kaum Angaben zu Inhaltstoffen. Neue Rezepte mit teils magischem Inhalt werden heute unter der Hand und übers Internet weitherum verbreitet. Zaubereien, Hexengeschichten berichteten von lebenswichtigen Dingen ihrer Zeit. Milch als Nahrungsmittel, Potenz, Kindersegen, schlechte Ernte, alles Unerklärliche und die Existenz bedrohende wurde den Zauberern und Hexen, später den Fahrenden und Zigeunern zugeschrieben.

Wie man zauberhafte Kräfte erwirbt: »Man töte am Vorabende des Adalbertfestes (1. Juni) eine Schlange, schneide ihr den Kopf ab, lege

---

356 Keckeis, 1995: 281

darin 3 Körnchen Hanf und vergrabe das Ganze in den Boden: wenn der Hanf gewachsen ist, drehe man daraus eine Schnur. Hat man diese um den Leib gewunden, dann wird man auch vom Stärksten nicht überwunden. So glaubt man bei den Polen. Ferner: vor dem heil. Adalberttage fange man eine Schlange, darauf lege man sie am Feste in ein Gefäss voll Milch und dann brate man sie lebendig in einem neuen Topfe; wer die gebratene Schlange verzehrt und die Milch austrinkt, der erblickt alle Schätze der Welt und wird deren Herr.«[357]

Der Liebestrank

»Der Liebestrank bedeutet, dass durch die romantische Liebe die übernatürliche Welt plötzlich in die natürliche Welt einbricht. Das Feuer steigt vom Himmel herab! Die Welt der Seele und des Geistes, die überwältigende Kraft des religiösen Potentials der Psyche, bricht plötzlich über die Welt der menschlichen Beziehungen herein. Das wonach wir schon immer gestrebt haben, die Vision des letzten Sinns und der Einheit, wird plötzlich vor uns in Gestalt eines anderen Menschen offenbar.«[358]

Der Versuch einen heimlich oder vergeblich geliebten Menschen für sich zu gewinnen, erforderte manches Mal den Einsatz magischer Mittel. Im Unterschied zu den Liebesmitteln, die zu einer sinnlich-materiellen Steigerung des Geschlechtstriebes führten, dienten Liebestränke »der seelischen Liebe«. Mit ihrer Hilfe sollte die Liebe des begehrten Menschen entfacht, vermehrt oder erhalten bleiben.
Im Liebestrank lagen magische und pharmakologische Wirkungen vor. Der meist alkoholische Pflanzenauszug wurde mit Hilfe von Gebeten, Zauberformeln und Beschwörungen dem Geliebten oft heimlich gegeben. Seine Zusammensetzung war meist lang. Je undurchsichtiger

---

357 6./7. Buch Moses, 1996: 151
358 Johnson (1985), zitiert nach Zaugg, 2001: 227

und irrationaler die Herkunft, die Zusammensetzung und Herstellung, umso mehr Vertrauen schienen Liebestrünke in Oper, Literatur und Volksmedizin zu finden. So wurde neben den Tobsucht und Unsinn erregenden Zusätzen (vielleicht Nachtschattengewächse ...) auch frisches Brot (eventuell mit Mutterkorn verseuchtes Roggenbrot) und der Signaturenlehre entsprechend Menstruationsblut dem Liebestrank zugesetzt. Im »Hexenhammer« heisst es: »Liebesraserei also oder ungewöhnliche Liebe des einen Geschlechtes zum andern kann aus einer dreifachen Ursache hervorgehen; manchmal aus blosser Unvorsichtigkeit der Augen, manchmal infolge der Versuchung seitens der Dämonen allein, manchmal infolge Behexung seitens der Nigromantiker und Hexen und der Dämonen zugleich.«[359]

Sollten alle Versuche den Geliebten von sich zu überzeugen fehlschlagen, gab es durchaus auch Kräuter gegen den Schmerz der unerfüllten Liebe: »Es gibt ein Mittel, geheime Tropfen, aus meinem Zauberkraut gezogen, das Herzeleiden heilt. Wem es von Nöten, der muss es selbst mit eig'ner Hand zur Geisterstunde pflücken an grauenvoller Stelle ... Dort wo auf ödem Anger der Wall der Stadt sich endet, und Luna auf das Fluchgefilde die Strahlen niedersendet, und wo zwei Säulen stehen, kann man es wachsen sehen. Dort stöhnen die Verbrecher auch des letzten Seufzers Hauch.«[360] Dass es sich hier um ein Kraut mit psychoaktiven Inhaltsstoffen handelt, geht aus der Beschreibung des Pflückrituals hervor. Tropanalkaloidhaltige Nachtschattengewächse wirken sowohl betäubend als auch erotisierend – lediglich eine Frage der Dosis.

Vorsichtig dosiert waren Liebestrünke ein Geschenk Gottes, in grösseren Mengen Teufelsgesöff. Während kleine Mengen Alkohol wie sie in Bier, Wein oder Sekt enthalten sind, durch Enthemmung Libido steigernd wirken können, sind Alkoholüberdosierungen in hohem

---

359 SPRENGER/INSTITORIS, 1993: 213
360 Wahrsagerin in Maskenball von Giuseppe Verdi, 2. Akt, 4. Szene; zitiert nach ZAUGG, 2001: 271

Masse Potenz mindernd. Höchste Vorsicht gilt bei der Anwendung psychoaktiver Nachtschattengewächse, bereits exzessives Einatmen von Räucherungen oder Asthmazigaretten kann zu unangenehmer sexueller Übererregung führen.

Pulvis anasthmaticus fumalis	**Zusammensetzung**	**Wirkung**
Fol. Belladonnae	Tollkirschenblätter	Bronchien erweiternd, krampflösend
Fol. Digitalis	Fingerhutblätter	diuretisch, Herzkraft steigernd
Fol. Stramonii	Stechapfelblätter	Bronchien erweiternd
Fol. Salviae	Salbei	entzündungshemmend
Kalii nitrici	Kaliumnitrat	Brennzusatz
D.s. Räucherpulver[361]		

Wer noch keinen passenden Partner gefunden und demzufolge auch keine Liebestränke zuzubereiten hatte, musste sich bis zum Jahresende gedulden um dann den oder die Zukünftige zu erblicken: »Tritt man mit Lichtern in den Händen in der Silvesternacht vor den Spiegel und ruft dreimal den eigenen Namen, so sieht man den oder die Zukünftige.«[362]

---

361 Madaus, 1979: 690
362 6./7. Buch Moses, 1996: 136

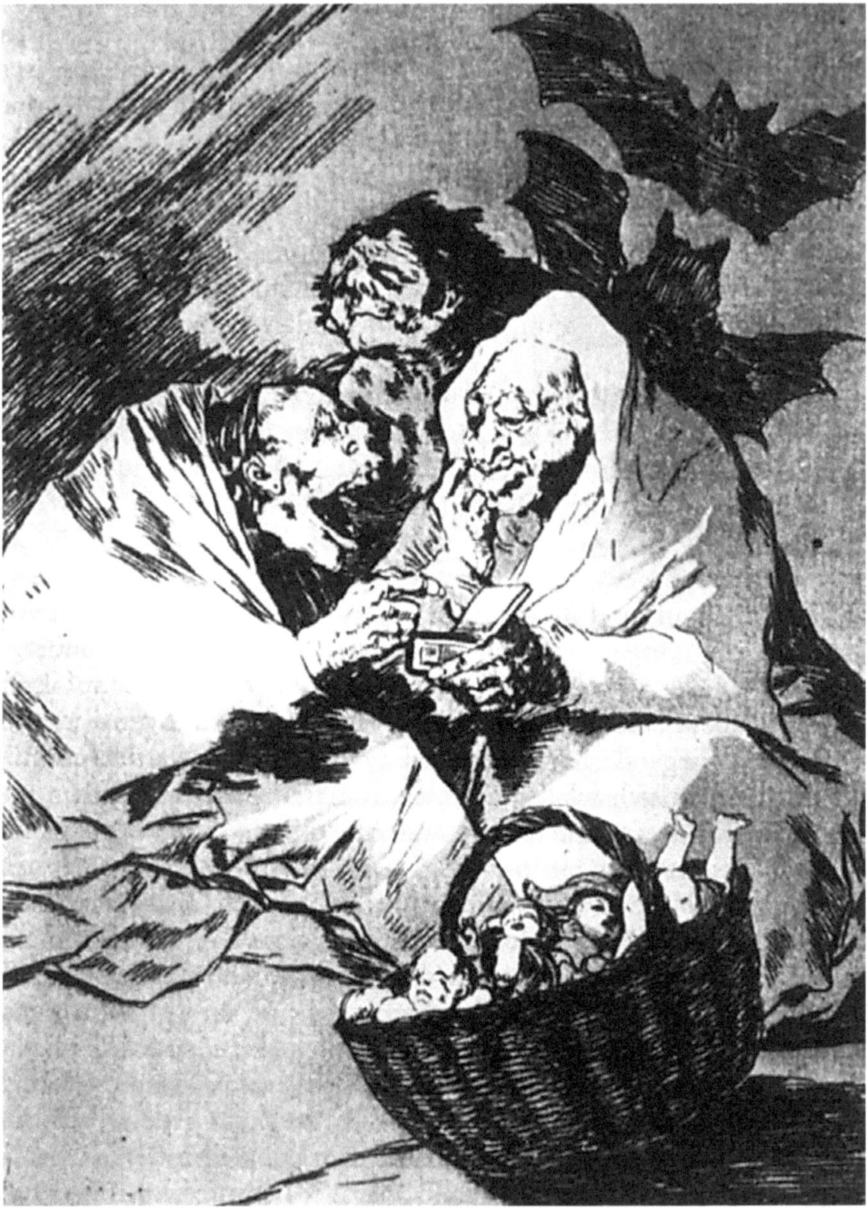

»Daran gibt es viel zu saugen« (Francisco Goya: Capricho 45, 1799)

Hexenbrei

»Um den Kessel dreht Euch rund,
Werft das Gift in seinen Schlund!
Kröte, die im kalten Stein
Tag und Nächte, dreimal neun,
Zähen Schleim im Schlaf gegoren,
Sollst zuerst im Kessel schmoren!

Mischt, ihr alle, mischt am Schwalle!
Feuer, brenn', und Kessel walle!

Sumpf'ger Schlange Schweif und Kopf
Brat' und koch' im Zaubertopf,
Molchesaug' und Unkenzehe,
Hundemaul und Hirn der Krähe,
Zäher Saft des Bilsenkrauts,
Eidechsbein und Flaum vom Kauz:
Mächt'ger Zauber würzt die Brühe,
Höllenbrei im Kessel glühe!

Mischt, ihr alle, mischt am Schwalle!
Feuer, brenn', und Kessel, walle!«[363]

---

[363] aus Shakespeare, Macbeth

Viel diskutiert und umstritten sind Interpretationen literarischer Rezepte, in denen von Menschenteilen und Tieren die Rede ist. Diskutiert wird darüber, ob es sich bei den genannten tierischen Ingredienzien um Bestandteile tierischen Ursprungs oder um geheime Namen für pflanzliche Zutaten handelt.

Magisterium epilepticum D.D.J.M.
R. Elendsklauen / Hirnschalen von einem Menschen der gewaltsamer weiss getödtet worden / Elendshorn /
Des wahren Oriental. Smaragds
Des wahren Einhorns
Pulverisirs / giess daran das menstruum aus Salz und Alaun bereitet s.q.folvirs und praecipitir das folvirte mit Spir. Vitrioli, das praecipitirte edulcotir / und thu darzu Magister. Von Agstein.[364]

Shakespeare's Hexenbrei könnte einem Arzneibuch des 17. Jahrhunderts entspringen. Rezepturen mit tierischen und menschlichen Komponenten gehörten zum Arzneischatz der Zeit.
Hirnschalen wurden von unseren Vorfahren zu Gelatine verarbeitet und Menschenfett als Salbengrundlage genutzt. In Spinnweben konnten vor nicht allzu langer Zeit antibiotische Substanzen nachgewiesen werden.

Cataplasma antifebrile. Fieber Cataplas.
R. Der Blätter von grossen Nesseln
Nachtschatten
Hauswurtzeln
Spinnengeweb
q.f. machs zum Cataplasm. Das man in fiebern übern Puls schlagen kann.[365]

---

364 Müllern, 1685: 1491
365 Müllern, 1685: 192

Arzneimittel aus allerlei Getier

Linimentum pro nervo retracto.

»Fett von Menschen / Dar / Vipern /
Regenwürmeröl / Eibischwurtzsafft.
Wachs ein wenig. M.f. Liniment.«[366]

Arzneimittel, die tierische Drogen enthielten, wurden oftmals zu den stark wirksamen Therapeutika gezählt. Je mehr stark wirksame pflanzliche Substanzen beigegeben wurden, um so überzeugender war die Wirkung des ganzen Präparates. Laudanum opiatum majus Querc. enthält zusätzlich zu Opium »der Gebeinlein aus dem Hirschhertzen und Mumien Extract«.

Darüber, wie viel Krebsaugen zur schleim- und krampflösenden Wirkung eines Pulvers gegen die Lungentuberkulose beitrugen oder ob sie die Schmerzstillung und Entzündungshemmung unterstützen sollten, darf spekuliert werden.

Pulvis ad Haemoptysin, zum Blutauswerffen
R. Der Wurzel von süssem Holz / Wallwurtz / Eibischwurtz
Der 4. grossen kalten geschählten Saamen / Bilsensamen
Der Blätter von dürren Pferdschwanz Des Gummi Arab.
Tragant /
Sarcocoll /
Weyrauch
Armenischen boli,
praep. Krebsaugen
Süssholzsafft
M.f.pulv.[367]

366 Müllern, 1685: 1524
367 Müllern, 1685: 1503

Ebenfalls nicht unbedingt auf die tierischen Bestandteile zurückzuführen ist die erweichende Kraft des Pflasters aus einem Schwalbennest.

Cataplasma de nido hirundinis
Cataplasm. Von einen Schwalben-Nest.
Schwalben-Nest N. 1
Griechisch Weiss ...
Eibischwurtz.
Weiss Lilienwurtz
Fetter Korbfeigen.
Datteln.
Kochs in einem Wasser /
bis es wie ein Nüsslein wird /
und thu darzu
Violenöl.
Camillenmehl.
Fönumgreck.
Leinsamen.
Weizen.
Catters Hirn.
Pulver von einer verbrannten Eulen.
Pulver von verbrannten Schwalben.
Eyerdotter
Orientalischen Safran
machs zu einem Cataplasma.
Man lobet es sehr in den Halsgeschwären /
wann man es laulecht um den Hals schläget.[368]

---

368 Müllern, 1685: 192

Ob Halsumschläge mit verbrannten Eulen und Schwalben bei Angina nützlich sind und ob gedörrtes Krottenfleisch tatsächlich hohes Fieber zu senken vermag, bleibt Gegenstand mutiger Selbstversuche …

Pflaster gegen hohes Fieber
Ein anders sehr bewehrtes /
das in höhen Fiebern sehr offt mit Nutzen gebrauchet worden.

R. Venedischen Terebinthin.
zerlass ihn in einem küpfern Kessel /
und thu darzu lebendiger grosser Spinnen
rührs mit einem hölzernen spattel /
bis die spinnen weiss oder grau aussehen /
oder bis mans schier gar nimmer siehet /
dann thu weiters hinbey das Pulver
von dem gedörrten Krottenfleisch /
Rubet. Ficcat.
Rohen Tart
Sevenbaum
… Scorpionöl

q.f. bis es eine rechte Consistenz bekommet / rühr alles wol mit einer hölzernen Spatel / (und rührs mit blossen Händen nicht an) / bis es eine rechte massa zum Pflaster werde.[369]

369 MÜLLERN, 1685: 1476

Der Mensch als Wirkstoff

»Die natürliche Apotheker-Stück.
Diese werden entweder aus dem annoch lebenden
Körper genommen / und seyn
1. Die Har.
2. Die Nägel.
3. Der Speichel.
4. Ohren-Schmalz.
5. Der Schweiss.
6. Die Milch.
7. Das monatliche Geblüt.
8. Die Nachgeburt.
9. Der Harn.
10. Der Koth.
11. Der Samen.
12. Das Geblüt.
13. Der Stein.
14. Die Würmer.
15. Die Läus.
16. Die Haut / die das Haupt der Geburt umgiebet.
Oder aus denen Theilen des verstorbenen Körpers /
dergleichen seyn
1. Der ganze Leichnam.
2. Die Haut.
3. Das Fett.
4. Die Gebein.
5. Die Hirnschalen.
6. Das Gemüs der Hirnschalen.
7. Das Gehirn.
8. Die Galle.
9. Das Hertz.«[370]

---

370 MÜLLERN, 1685: 1286

Die Verwendung von menschlichen Ausscheidungen, Geweben und Organen war während der Zeit der Hexenverfolgung nichts Aussergewöhnliches. Die zur Herstellung von Zauber- und Heilmitteln benötigten menschlichen Substanzen waren in den Apotheken vorrätig. In die Kategorie der menschlichen Substanzen gehörten auch Würmer und Läuse, denn diese galten als integrierter Bestandteil des Menschen!

Die Beimischung menschlicher Bestandteile zu Salben, Pillen und Pulvern war beliebt. Den pharmazeutischen Zubereitungen wurden damit magische Kräfte verliehen, die die Heilung beschleunigen konnten. Dass zur Zubereitung stark wirksamer Salben auch mal Kinderfett gebraucht wurde, ist vorstellbar und gehört nicht ins Reich der Fantasie der Inquisitoren.

Da Hexen anscheinend besonders scharf auf junge Knäblein waren, kam es immer wieder vor, dass sich die Inquisitoren damit beschäftigen mussten. So auch der Inquisitor von Como, der in die Grafschaft Barby gerufen wurde, »weil jemand, als er sein Kind aus der Wiege verloren hatte, durch Aufpassen zu nächtlicher Weile eine Versammlung von Weibern gesehen und wohl gemerkt hatte, dass sein Knabe getötet, das Blut geschlürft und er dann verschlungen wurde.«[371]

Weniger geschichtsträchtig sind Rezepte zum Gebrauch von Nägeln und Haaren: »Man thut auch die abgeschnittenen Nägel und Har in die Wurzel eines Kirschen-Baumes / und bedecket das Loch mit Mist / dadurch soll ein Mensch seine Kräfften wieder bekommen.«[372]

Oder: »Die von der Scham genommene Har stillen das Nasen-Bluten / wann mans in selbe thut / und ist auch im Rothlauff gut zu gebrauchen. N. Denen Männern soll man die Weiber Har / denen Weibern aber der Männer ihre gebrauchen.«[373]

---

371 Sprenger/Institoris, 1993, Teil I: 158
372 Müllern, 1685: 1287
373 Müllern, 1685: 1286

Frauenmilch galt als sehr nährstoffreich und wurde gerne ausgezehrten Kranken zur Stärkung gegeben: »... Wann wir aber allein auf die Nahrung sehen / so ist die Weiber-Milch die tauglichste / besonders wann der Krancke selbsten sie aus der Brust eines gesunden Weibes sauget.«[374]
Bei Entzündungen mit und ohne Eiterherde, sowie gegen rheumatische Schmerzen scheint Menstruationsblut gute Dienste geleistet zu haben: »Das Monatliche Geblüth (Zenith juvenculae) wo es gedörret worden / tauget innerlich zum Stein / und der schweren Noth. Eusserlich leget es die Podagrische Schmertzen[375] (wann mans mit Ochsenfett vermischet / und damit schmieret) ... auch äusseerlich angewendet bei der Pest, Karbunkeln und Rothläufe im Gesicht, hier allerdings mit Essig aus Rosenwasser vermischt soll es helfen.«[376]
Zur Linderung von Schmerzen, die durch Zauberei und Hexerei hervorgerufen wurden, soll sich der Kot vorzüglich geeignet haben: »Er erweichet / zeitiget / stillet den Schmertzen. Deswegen gebrauchet man ihn zum Schmerzen lindern / die wegen einiger Bezauberung herrühren / (wann man ihn überleget) zeitiget die Pest-Beulen / und Entzündungen der Kählen (wann man ihn tröcknet / zerreibet / mit Honig vermischet / und sich damit schmieret) hilfft vor Entzüdungen der Wunden. Etliche gebrauchen auch selben innerlich (verbrannt und gepulvert) in Hals Geschwären / in Fiebern.«[377]
Opium, Zibet[378], Moschus und andere schwer erhältliche oder teure Substanzen wurden häufig mit präpariertem Menschenkot verfälscht. »Orientalische Zibeth ist nichts anders / dan ein durch lange digestion wolriechend gemachter Koth / der dem Zibeth gleichet.«[379]
Die Medizin des 21. Jahrhunderts bedient sich menschlicher Embryonen zu Forschungszwecken und für Frischzell-Verjüngungs-Kuren; pflanzt ausserhalb des menschlichen Körpers befruchtete Eier in die

---

374 MÜLLERN, 1685: 1288
375 Podagra bedeutet Rheuma, Arthritis, Gicht
376 MÜLLERN, 1685: 1288
377 MÜLLERN, 1685: 1293
378 wohlriechendes Drüsensekret der nordafrikanischen Zibetkatze (*Viverra zibetta*)
379 MÜLLERN, 1685: 1294 f

Gebärmutter; verpflanzt Blutgefässe, Organe, Haut und Haare. Seit Jahrzehnten gehören erfolgreich durchgeführte Organtransplantationen zum medizinischen Alltag, wobei speziell entwickelte Medikamente eine Abstossungsreaktion des Organismus verhindern helfen.

Sandimmun®
Selektives Immunsuppressivum
Wirkstoff: Ciclosporin
Belegte Indikationen: Prophylaxe der Abstossung allogener Nieren-, Leber-, Herz-, kombinierter Herz-Lungen-, Lungen- und Pankreas-Transplantate. Behandlung von Abstossungserscheinungen bei Patienten, die bereits mit anderen Immunsuppressiva behandelt wurden.
Wirkung: Ciclosporin ist ein hochwirksames Immunsuppressivum, das im Tierversuch die Lebensdauer allogener Transplantate (Haut, Herz, Niere, Pankreas, Knochenmark, Dünndarm und Lunge) verlängert … Alle verfügbaren Unterlagen deuten darauf hin, dass Ciclosporin eine spezifische und reversible Wirkung auf die Lymphozyten ausübt … Mit Ciclosporin behandelte Transplantationspatienten sind weniger infektionsgefährdet als solche unter anderer (immunsuppressiver) Therapie.
Unerwünschte Wirkung: Wie bei andern Immunsuppressiva werden Patienten unter Ciclosporin anfällig auf eine Vielzahl bakterieller, Pilz-, Parasiten-, und viraler Infektionen, oft mit opportunistischen Krankheitserregern. Da dies zu einem tödlichen Verlauf führen kann, sollten wirksame präventive und therapeutische Vorkehrungen getroffen werden, insbesondere bei Patienten unter Langzeitbehandlung mit mehreren Immunsuppressiva.[380]

---

380 Auszug aus der Fachinformation von Sandimmun, Arzneimittelkompendium der Schweiz, 2003

Imurek®
Wirkstoff: Azathioprinum [6-(1-Methyl-4nitro-5-imidazolylthio)purin]
Belegte Indikation: In Kombination mit Steroiden und/oder anderen immunsuppressiven Substanzen ist Imurek indiziert zur Verhütung der Abstossungsreaktion bei Transplantat-Empfängern.
Wirkung: Die genaue Wirkungsweise von Azathioprin ist nicht geklärt …
Vorsichtsmassnahmen: Es bestehen potentielle Gefahren beim Gebrauch von Imurek und daher sollte es nur verwendet werden, wenn eine adäquate Kontrolle möglich ist … [381]

Anders als vor fünfhundert Jahren werden menschliche Organe und Organteile heute kaum mehr zu Salben und anderen pharmazeutischen Präparaten verarbeitet, sondern nach eingehender Untersuchung auf Gewebeverträglichkeit ganz vom Spender auf den Empfänger übertragen. Dank Organspenden von Lebenden und Verstorbenen, einem grossen Aufwand an Technik und Organisation, ist es vielen Patienten wieder möglich, ein normales Leben zu führen.
Die Einstellung der Kirche zur therapeutischen Verwendung von Menschenteilen scheint sich dem medizinischen Fortschritt angepasst zu haben: »Alle grossen Weltreligionen haben sich eindeutig und unmissverständlich für die Organspende und die Transplantation ausgesprochen. Diese Einmütigkeit entspricht der auf Nächstenliebe und Mitmenschlichkeit beruhenden religiösen Grundhaltung.«[382]
Über Jahrzehnte hinweg verwendete die Homöopathie mit Erfolg menschliche Organe und Ausscheidungen zur Therapie. Aus mikrobiologischen Gründen sind Nosoden[383] und Organpräparate in vielen europäischen Ländern seit kurzem nicht mehr zugelassen.

---

381 Auszüge aus der Fachinformation von Imurek, Arzneimittelkompendium der Schweiz, 2003
382 Informationsbroschüre, Swisstransplant, 2002: 8
383 »Nosoden sind nach einer homöopathischen Verfahrenstechnik hergestellte Zubereitungen aus pathologisch veränderten menschlichen Organen oder Organteilen, ferner aus abgetöteten Kulturen von Mikroorganismen oder aus Zersetzungsprodukten tierischer Organe beziehungsweise aus Körperflüssigkeiten, die nicht mehr virulente beziehungsweise nicht mehr infektiöse Krankheitserreger oder Krankheitsprodukte [Schleim, Eiter etc.] besitzen« aus Herzberger, 1996: 57

Wie man fröhliche Träume bekommt

Die Hexenverfolgungen des Mittelalters und der Frühen Neuzeit sind bis heute ein düsteres Kapitel Geschichte. Hunderttausende von Hexen sollen im mitteleuropäischen Raum der verschiedensten Verbrechen bezichtigt und verbrannt worden sein. Wer diese so genannten Hexen waren, warum sie verfolgt, gefoltert und getötet wurden, ist heute noch Gegenstand der Geschichtsforschung. Der Glaube an Hexen und Zauberer ist ein weit verbreitetes Phänomen, das sich quer durch alle Zeiten und Kulturen verfolgen lässt. Meldungen über so genannte Heiler, satanische Kulte und Teufelsaustreibungen sorgen noch heute regelmässig für Schlagzeilen. Wahrsager, Hellseher und selbst ernannte Schamanen bieten heute öffentlich in Zeitungsinseraten ihre Dienste an und leben gut davon.

Die Unfähigkeit, medizinische und andere Phänomene zu erklären, führt zu einer Mystifizierung und zur Legendenbildung. Eine dieser Legenden sind die Hexensalben und ihre Ingredienzien. In der Literatur sind zwar Rezepte zur Herstellung von Hexensalben zu finden, jedoch meist ohne genau definierte Mengenangaben und Herstellungsvorschrift.

Die Inhaltsstoffe einer Pflanze können je nach verwendetem Pflanzenorgan (Blatt, Blüte, Wurzel) stark variieren. Auf der Wirkstoffebene spielen nicht allein die Hauptwirkstoffe eine Rolle. Das Wechselspiel aller Inhaltsstoffe einer Rezeptur muss berücksichtigt werden. Die Mischverhältnisse der verschiedenen Pflanzenmaterialien sind von hoher Wichtigkeit, da sich die unterschiedlichen Wirk- und Begleitstoffe der einzelnen Pflanzen und Auszüge sowohl negativ, als auch positiv beeinflussen können. Wichtigste Voraussetzung, um Salben und andere Arzneimittel aus Pflanzen herzustellen, ist die genaue Kenntnis aller verwendeten Materialien und ihres Verhaltens in der Mischung. Nur

so ist es möglich, stark wirksame Pflanzenauszüge durch Beimischen anderer Pflanzen in möglichst nebenwirkungsfreie, gut wirksame und ungefährliche Arzneien zu überführen. Aus Unkenntnis, Faulheit oder wegen Substanzmangel aufs Minimum reduzierte Rezepturen können tödlich wirken, obwohl vielleicht nur die Gewürze weggelassen wurden. Die Wirksamkeit und das therapeutische Potential von Pflanzen basieren aus naturwissenschaftlicher Sicht auf einzelnen Wirksubstanzen und deren Wirkprinzipien.
Da ein und dieselbe Pflanze aus unzähligen Inhaltsstoffen aufgebaut ist, stellt sich immer wieder die Frage, ob die Wirksamkeit einer Pflanze alleine auf einen Stoff reduziert werden kann oder dadurch ihrer optimalen Wirkung und Verträglichkeit beraubt wird.
Nachtschattengewächse, insbesondere das Bilsenkraut, der Nachtschatten, der Stechapfel und die Alraune waren bereits in der Antike beliebte Heilpflanzen. Wie Opium waren sie Bestandteile stark wirksamer Heilmittel. Heilmittel, deren Zusammensetzung spätestens nach Erfindung des Buchdrucks im 17. Jahrhundert öffentlich zugänglich waren. Im Laufe der letzten Jahrhunderte wurden viele altbewährte Rezepte der naturwissenschaftlichen Entwicklung entsprechend auf ihre Prioritätswirkstoffe hin reduziert und dementsprechend publiziert.
Lebenslust und mystische Welterfahrung waren der christlichen Kirche ein Dorn im Auge. Die verdrängte Sexualität des Klerus führte seine Mitglieder dazu, ihr begehrtestes Objekt entweder zur Heiligen[384] hochzustilisieren oder als Hexe dem Teufel zuzuordnen. Heilpflanzen wie die Nachtschattengewächse, die die Sinneswahrnehmung verändern, kombiniert mit Gewürzen, die die Durchblutung im Beckenbereich erhöhen, können einen erotisierenden Effekt haben und so den Heidenspass fördern. Dies galt es zu unterbinden. Vielleicht mit ein Grund, dass stark durchblutungsfördernde Pflanzen, wie die Gewürze, im Laufe der Jahrhunderte immer öfter aus den Rezepturen entfernt wurden.

---

384 im Marienkult

Gründe für die Anwendung so genannter Hexensalben gibt es sicher unzählige. Der Wunsch nach Ekstase, Freiheit, Losgelöstsein von den Sorgen des Alltags und die Sehnsucht nach Einheit wird häufig mit der Wirkung von Hexensalben in Verbindung gebracht. Geschichten über Hexensalben erzählen von der Befriedigung dieser Wünsche, allerdings sind immer verschiedene Vorbereitungen nötig. So fanden die Ausfahrten der Hexen nachts statt. Als Fluggerät diente ein Besen. Zum Starten halfen rituelle Sprüche. Von grösster Wichtigkeit aber scheint die Salbe zu sein. Ohne sich vorher gründlich zu salben, konnten die Hexen nicht ausfahren. Nur, was genau salbten sie? Zeitgenössische Rezeptbücher enthalten viele Rezepte mit Zusammensetzungen, die so genannten Hexensalben gleichen. Es ist kaum wahrscheinlich, dass zur Herstellung von Flugsalben nicht gängige Arzneistoffe verwendet wurden, zu stark ähneln sich die Angaben über Zusammensetzung und Wirkung von Hexensalben den Arzneimitteln der Zeit.
Hexensalben sind stark psychoaktiv wirksame Arzneimittel, die in hoher Dosierung, vermischt mit einer grossen Portion Aberglauben, den gewünschten Effekt herbeiführen!

Fröhliche Träume zu bekommen

Wenn man ganz nach dem Abend-Essen, da man bald will schlaffen gehen, von Melissen isset, so kommen einem im Schlaffe allerhand Vorbildungen für, die man sich nicht lustiger wünschen sollte, denn da siehet man Felder, Lust-Gärten, Bäume, Blumen, Wiesen, und deucht einen das ganze Land sey grüne worden, mit lieblichen angenehmen Schatten untermischt, und wenn man umher siehet, so ist gleichsam die ganze Welt im Frühling.
Dergleichen thut auch Borraugen und Engelsüss, und weiss Pappel-Knospen, daher ist die Pappel-Salbe auch gut darzu.[385]

385 Valentino Kräutermann, 1725: 96 f

Dass einem wunderliche Dinge im Traume erscheinen
Nimm Wiedehopffen Blut, schmiere damit die Puls-Adern, die Schläffe und Stirn, und lege dich schlaffen, so wirst du im Schlaffe wunderliche Dinge sehen. Desgleichen thut auch Nacht-Schatten- oder Alraun-Kraut zu Nacht gessen, oder das Kraut Apollinaris[386], macht schöne und liebliche Dinge zu Nacht im Schlaff sehen.[387]

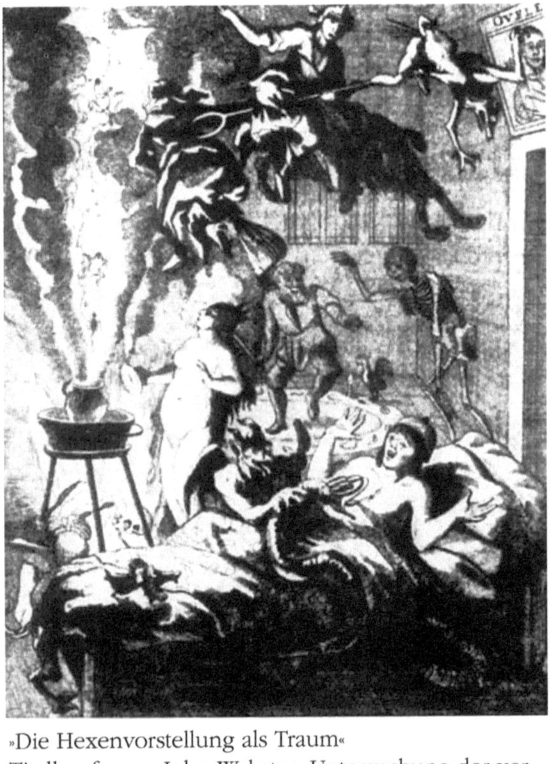

»Die Hexenvorstellung als Traum«
Titelkupfer zu: John Webster: Untersuchung der vermeintlichen und sogenannten (aus Rueb, 1997)

386 ***Aconitum napellus***
387 Valentino Kräutermann, 1725: 96 f

Zitierte Literatur

Dreck-Apotheke
Frankfurt / Main: Govi-Verlag GmbH, 1986,
Reprint der Ausg. Friedrich Knochen und Sohns, Frankfurt am Mayn, 1714

6./7. Buch Moses
Berlin: Karin Kramer Verlag, 1996,
Reprint des um 1930 erschienenen Neudrucks des Buchversands Gutenberg in Dresden, mit abgedruckt wurde es 1849 in der Edition des Stuttgarter Antiquars Scheible alte Beschwörungsbuch.

ASCHNER, Bernhard (Hg.)
1926/ 1930 ***Theophrastus Paracelsus***. Sämtliche Werke 4 Bde. Anger: Anger-Verlag, Eick 1993, Originalausgabe

BOERICKE, William
1991 ***Homöopathische Mittel und ihre Wirkungen,*** Materia Medica und Repertorium, Leer/Ostfriesland: Verlag Grundlagen und Praxis

BOESER, Kurt (Hg.)
1994 ***Die Elixiere des Nostradamus,*** Reinbeck b. Hamburg: Rowohlt Taschenbuchverlag GmbH

BUCHMANN, F. J.
1873 ***Die kluge ländliche Hausapotheke,*** St. Gallen: Selbstverlag

Ernst FREIHERR VON BIBRA
1855 ***Die narkotischen Genussmittel und der Mensch,*** Nürnberg: Verlag von Wilhelm Schmid

GESSMANN, G. W.
Jahr unbekannt. ***Die Pflanzen im Zauberglauben. Ein Katechismus der Zauberbotanik,*** Den Haag: Verlag J. J. Couvreur

GILG, Ernst / BRANDT, Wilhelm
1922 ***Lehrbuch der Pharmakognosie***, Berlin: Julius Springer, 3. Auflage

HERZBERGER, Gabriele
1996 ***Grundlagen der Homotoxikologie - Diagnostik und Therapie von Homotoxikosen***, Baden-Baden: Aurelia-Verlag, , 4. Aufl.

Hexen.org
Original Hexenbuch Version 2 von www.hexen.org , Ausgabe 2001

HÖFLER, Max
1990 ***Volksmedizinische Botanik der Germanen,*** Reprint der Ausg. Wien, Ludwig, 1908 Berlin: VWB - Verlag für Wiss. und Bildung

JÖHRIMANN
1925 *Codex Bambergensis*

KECKEIS, Peter (Hg)
1995 ***Sagen der Schweiz: Bern,*** Zürich: Limmat Verlag, unveränderte Neuauflage der Ausgabe von 1986

KITHARA
1996 ***Das geheime Wissen einer modernen Hexe. Zauberformeln, Liebestränke, Orakel und Auspizien der weissen Magie***, München: W. Ludwig Buchverlag

KRÄUTERMANN, Valentino
1725 ***Der Curieuse und vernünfftige Zauber-Arzt - Aus berühmter Medicorum und Physicorum Schrifften zusammengetragen***, Antiqua-Verlag

KUHLEN, Franz-Josef
1983 ***Zur Geschichte der Schmerz-, Schlaf- und Betäubungsmittel in Mittelalter und früher Neuzeit***, Stuttgart: Deutscher Apotheker Verlag

LADEWIG, L.
1922 ***Rezeptbuch zu »Grosser illustrierter Hausarzt«***, Leipzig: Verlag Georg Meyer

LEWIN, Louis
2000 ***Die Gifte in der Weltgeschichte,*** Köln: Parkland Verlag, Lizenzausgabe
1980 ***Phantastica: Die betäubenden und erregenden Genussmittel,*** Linden: Volksverlag, vollständige Neuauflage der Ausgabe von 1927

LOMBARD, Ed.
1925 ***Der medizinische Inhalt der schweizerischen Volkskalender im 18. und 19. Jahrhundert. Inaugural-Dissertation***, Zürich: Verlag Seldwyla

LONICEREUS
1962 ***Kräuterbuch***, Grünwald b. München: Verlag Konrad Kölbl, Originalgetreue Wiedergabe des Kräuterbuches von 1679 von Adamo LONICERO

LOSCH, Fr.
1914 ***Kräuterbuch. Unsere Heilpflanzen in Wort und Bild,*** Esslingen, München: Verlag J. F. Schreiber

MADAUS, Gerhard
1979 ***Lehrbuch der biologischen Heilmittel.*** Band 1-3 , Hildesheim / New York: Georg Olms Verlag, Nachdruck der Ausgabe Leipzig 1938

MESSÉGUÉ, Maurice
1973 ***Die Natur hat immer Recht***, Wien; München; Zürich: Verlag Fritz Molden

MORANT, Jürg, RUPPANNER, Hans
2003 ***Arzneimittelkompendium der Schweiz,*** Basel: Documed AG

MÜLLERN, Johann Ulrich (Hg)
1685 ***D. Johann Schröders trefflich // versehene // Medicin // Chymische Apotheke / Artzeney-Schatz***, Jena: Johann Hoffmann / Buch- und Kunsthändler

PEUCKERT, Will-Erich
1960 ***Hexensalben***, Darmstadt: E. Merck AG, Medizinischer Monatsspiegel, Heft 8, August

RÄTSCH, Christian
1995 ***Die Alraune in der Antike***, Rovereto: Annali dei Musei civici, Vol. 10/ 1994, S. 249 - 296, Sonderdruck 1995

RIPPE, Olaf, MADEJSKY, Margret, AMMANNN, Max, OCHSNER, Patrizia, RÄTSCH, Christian
2001 ***Paracelsusmedizin:Altes Wissen in der Heilkunst von heute***, Aarau: AT Verlag

RUEB Franz:
1997 ***Hexenflug und Teufelsritt,*** Zürich: Innaron Verlag

SPRENGER, Jakob, INSTITORIS Heinrich
1993 ***Der Hexenhammer (Malleus maleficarum)***, München: dtv klassik, 11. Auflage

STURZENEGGER, Hans
1929 ***Von Hexen und Hexenmeistern***, Bern: Schweizer Realbogen, Verlag Paul Haupt

TABERNAEMONTANUS, Jacobus Theodorus
1993 ***Kräuterbuch***, München: Buchdruckerei M. Saupe & Co., Reprint der von Hieronymus Bauhinus überarbeiteten Ausgabe des Offenbacher Verlegers Johann Ludwig König, 1731

VON BINGEN, Hildegard
1991 ***Heilkraft der Natur »Physica«***, Basler Hildegard-Gesellschaft, Basel, Augsburg: Pattloch Verlag

ZANDER, Robert
1994 ***Handwörterbuch der Pflanzennamen***, Stuttgart: Eugen Ulmer Verlag, 15. Aufl.

ZAUGG, Doris
2001 ***Musik und Pharmazie; Apotheker und Arzneimittel in der Oper,*** Bern: Schweizerische Gesellschaft für Geschichte der Pharmazie SGGP/SSHP, Dissertation

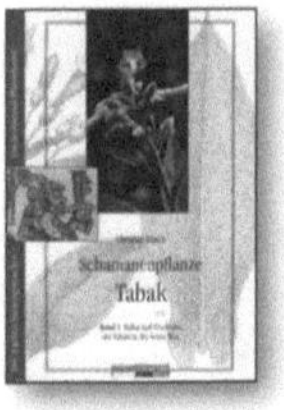

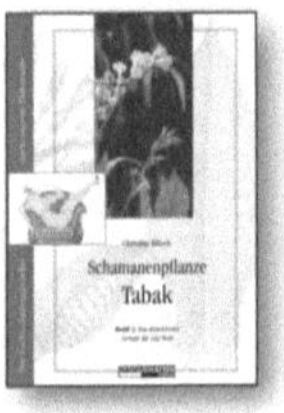

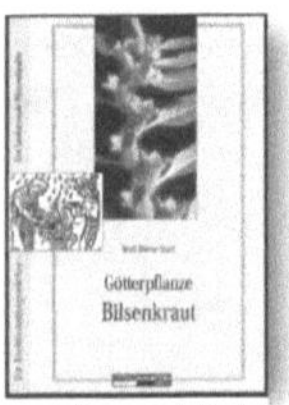

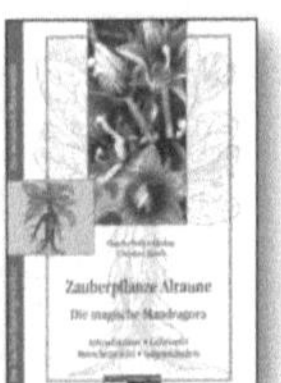

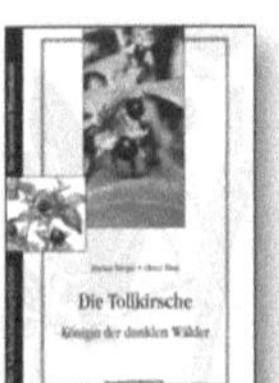

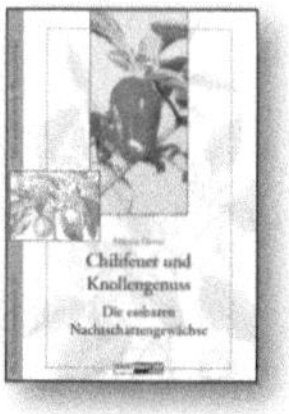

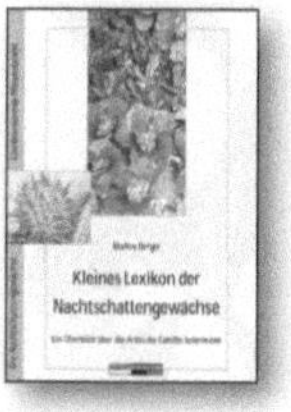

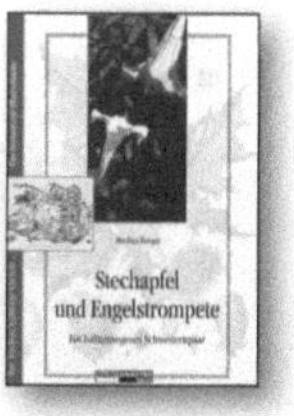

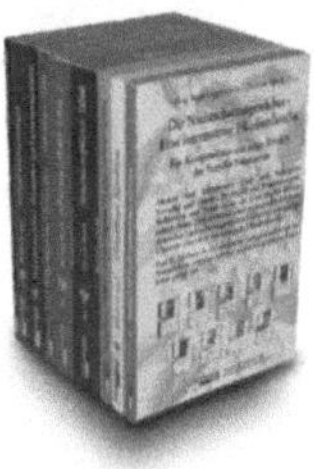